肿瘤康复护理丛书

肿瘤护理新技术

——设计策略与实践解析

主　审　王　颖

主　编　张照莉　皮远萍

副主编　邓本敏　唐　玲　石　洋　丁　丽

重庆大学出版社

图书在版编目（CIP）数据

肿瘤护理新技术：设计策略与实践解析 / 张照莉
主编.-- 重庆：重庆大学出版社，2022.9
　　ISBN 978-7-5689- 3411-4

　　Ⅰ.①肿… 　Ⅱ.①张… 　Ⅲ.①肿瘤—护理 　Ⅳ.
①R473.73

中国版本图书馆CIP数据核字（2022）第112258号

肿瘤护理新技术——设计策略与实践解析

主　审　王　颖

主　编　张照莉　皮远萍

副主编　邓本敏　唐　玲　石　洋　丁　丽

策划编辑：胡　斌

责任编辑：胡　斌　　版式设计：胡　斌

责任校对：谢　芳　　责任印制：张　策

*

重庆大学出版社出版发行

出版人：饶帮华

社址：重庆市沙坪坝区大学城西路21号

邮编：401331

电话：（023）88617190　88617185（中小学）

传真：（023）88617186　88617166

网址：http://www.cqup.com.cn

邮箱：fxk@cqup.com.cn（营销中心）

全国新华书店经销

重庆俊蒲印务有限公司印刷

*

开本：720mm×1020mm　1/16　印张：16.75　字数：257千
2022年9月第1版　2022年9月第1次印刷
ISBN 978-7-5689-3411-4　定价：72.00元

编委会

声　明

　　本书每个专利的提供者对该专利中全部内容的真实性负全部责任。图书出版需要一定时间，书中的专利目前是否还受法律保护，与本书无关，特此声明！

序

肿瘤护理学是一门与自然科学、社会科学、人文科学等多学科相互渗透的应用性学科。随着科技的进步，医疗技术的快速发展，患者需求的多元化，肿瘤护理工作面临更多的机遇和挑战，需要进一步深化专科护理内涵，不断开拓创新，为患者提供更加优质、高效的护理服务。

一直以来，肿瘤护理工作者在促进患者健康、推进护理创新等方面发挥重要作用。护士在与患者的长期接触中，对患者需求有着深刻的理解，能够为临床护理工作改进提供更多的想法并付诸实践。近几年，重庆大学附属肿瘤医院护理团队从临床实际出发，创新护理思维，多角度、多视野将知识进行融合，开展系列护理新技术新项目。《肿瘤护理新技术——设计策略与实践解析》分享了他们在肿瘤护理领域的新信息、新模式、新方法及新成果，可为临床一线护士提供参考和借鉴。

随着时代发展，护理工作也散发着创新的光芒。我们鼓励临床中的创新者和开拓者，共同构建激励创新、知识共享的护理文化，推动肿瘤护理专业高质量发展。

2022.06.21

习近平总书记强调，我们必须把创新摆在国家发展全局的核心位置，不断推进理论创新、制度创新、科技创新、文化创新等各方面创新。创新是推动护理学科发展和进步的重要途径和动力。2011年护理学被国务院学位委员会列为一级学科后，护理学科的学术影响力及护理人员的科研创新能力不断提升。临床一线的护理人员，充分发挥创造潜力、创新思维，在临床实践中通过发现问题、研究问题、解决问题，积极开展新技术和新项目。这些新技术和新项目，在促进患者健康、改善护理器械、优化管理流程等方面发挥了积极作用，拓展了专科护理服务内涵，提升了护理服务质量和水平，对推动护理学科发展大有裨益。因此，我们组织专家团队与发明者一道编写了《肿瘤护理新技术——设计策略与实践解析》一书，供广大护理同行借鉴，期望激发大家的创新活力，推动护理学科高质量发展。

本书包含54项新技术，根据护理新技术涉及领域，分为护理技术篇、护理用具篇及护理服务篇共三篇。每项新技术通过案例导入的形式进行呈现，内容涵盖"基本信息、技术领域、发明内容、转化与临床应用"四个方面。发明者还从人文视角撰写了创意的来源及发明小启示，期望能给广大护理同行提供创新的源泉和思路,同时也增加了本书的趣味性和可读性。本书既适用于临床医护人员,又可以为广大患者及家属提供帮助。

　　衷心感谢各位编者在繁忙的临床一线工作之余,为本书出版做出的贡献。在第 111 个"5.12"国际护士节来临之际,谨以此书献给白衣天使们。由于时间仓促,书中难免有疏漏和不足之处,恳请各位读者多提宝贵意见和建议。

张照莉
2022 年 4 月 1 日

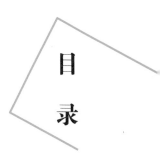

目 录

第一篇　护理技术篇

后记

第一篇

护理技术篇

一副特殊的镜框

——单孔腔镜镜头固定器

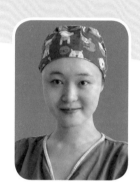

　　健康所系，性命相托，怀揣着对生命的敬畏，从医学学府到手术室临床护理工作，我发现医务工作者不仅是在治愈别人，也是在灌溉我们自己心底的那份对生命的尊重和热爱，每一份被赋予的工作，都是一种精神的成长。微创外科技术不断向着切口更小、创伤更少、恢复更快的方向发展。腔镜手术中单孔腔镜手术的开展越来越多，但在单孔腔镜手术中腔镜镜头的固定是一个亟待解决的问题。目前手术中镜头由助手医生扶持，辅以纱条或牵引带固定，切换手术视野或者擦拭镜头时必须先解除固定，调整腔镜镜头后再重新固定，操作烦琐，效率低，在手术过程中镜头柄部与手术器械易相互碰撞，严重影响手术医生操作和手术效率。为此我和团队成员在充分调研国内外相关资料和手术医生需求的基础上，设计了一款单孔腔镜镜头固定器，该固定器为手术医生提供一个稳定且可灵活切换的手术视野，提高了手术效率，缩短了手术时间。

业精于勤。

一、基本信息

新技术题目：腔镜手术中用于固定腔镜镜头的装置

专利号：ZL 2018 1 1285942.3

授权公告日：2021 年 3 月 23 日

发明人：钟鑫鑫；马红利

二、技术领域

该国家发明专利属于临床医学类，是一种在腔镜手术中用于固定腔镜镜头的装置。

三、发明内容

该腔镜镜头固定装置包括隔离罩 1、固定环 2 和连接部；其中隔离罩 1 为圆柱状，采用透明塑料制成，两端均不封口，固定环 2 为塑料材质制成的圆环装置，隔离罩 1 一端与固定环 2 连接，固定环 2 内侧开有环形槽 3，连接环 4 与固定环 2 可拆卸连接，连接环 4 可卡入环形槽 3 中且可在其内部转动，连接环 4 内侧设有用于固定镜头的固定结构。将隔离罩 1 放入内环工作通道内，将固定环 2 放置于患者皮肤上，隔离罩 1 可以将患者病变组织与其他正常的组织进行隔离，避免肿瘤细胞感染其他正常细胞。连接环 4 卡入环形槽 3 中，可以沿环形槽 3 转动连接环 4，调整连接环 4 上的固定件 7 处于合适的位置，在转动过程中，固定件 7 一直位于隔离罩 1 内。因为镜头呈圆台形，直接将镜头插入到固定件 7 中即可实现对镜头的固定，医护人员可根据镜头拍摄的内容进行手术。在手术过程中，也可以通过转动连接环 4 来调整固定件 7 以达到调整镜头的位置，使镜头的拍摄范围有所变化，以利于医护人员对不同位置的组织进行手术，也可改变伸缩杆5的长度来改变镜头与隔离罩1侧壁之间的距离，便于手术操作。腔镜镜头固定器如图1、图2、图3所示。

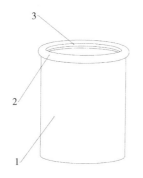
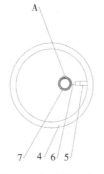
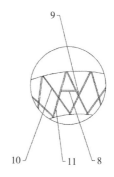

图1 固定器外部隔离罩示意图　　图2 固定器结构示意图　　图3 固定件A局部放大图

注：
1—隔离罩；2—固定环；3—环形槽；4—连接环；5—伸缩杆；6—螺杆；
7—固定件；8—滑杆；9—连接单元；10—第一连接杆；11—第二连接杆。

四、转化与临床应用

1. 使用方法

在手术切口安装切口保护套后，手术护士或医生将腔镜镜头固定器安装于切口套内，调整固定器内环腔镜的镜头固定装置至合适位置，将腔镜镜头从内部小孔穿入，完成腔镜镜头固定，腔镜镜头被固定在固定器（切口）一侧，保证了手术医生操作空间，避免与手术器械相互干扰，影响手术医生操作，如图4所示。该腔镜镜头固定器为圆环结构，手术过程中只需转动固定器内环腔

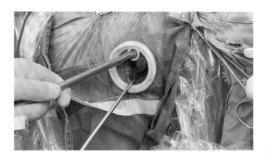

图4 手术中腔镜镜头固定器

镜的镜头固定装置，即可实现腔镜视野的360° 切换，不影响手术操作，提高了手术效率。

2. 转化

目前已生产成品投入临床使用。

3. 临床应用

（1）时间和地点：2018 年 1—8 月，重庆大学附属肿瘤医院麻醉科。

（2）对象与方法：对我院 400 例单孔胸腔镜肺叶切除手术进行临床对照研究，对 2018 年 1—4 月参加单孔胸腔镜肺叶切除手术（手术中采用传统方法固定腔镜镜头，设为对照组，共 200 例）的同组医生和参加 2018 年 5—8 月单孔胸腔镜肺叶切除手术（手术中使用自制腔镜镜头固定器固定腔镜镜头，设为实验组，共 200 例）的同组医生进行满意度调查，分析手术医生对自制腔镜镜头固定器的灵活性、稳定性的满意度，并记录手术时长。

（3）效果评价和优点：对收回的两组数据（共 400 份）进行统计分析，结果显示，对照组中手术医生对术中腔镜镜头固定的满意度较低，非常满意 0，满意 14.4%，较满意 35.6%，不满意 50%；实验组中手术医生对术中腔镜镜头固定的满意度明显提升，非常满意 32.8%，满意 54.4%，较满意 12.4%，不满意 0.4%。统计手术时长，显示对于同类型手术，实验组手术时长普遍小于对照组，平均手术时间缩短 10%，手术效率提升较为明显。因此，在单孔胸腔镜肺叶切除手术中使用该腔镜镜头固定器不仅可以明显提升手术医生对手术中腔镜视野控制的满意度，还可以缩短手术时间，提高手术效率，该腔镜镜头固定器具有较高的临床推广应用价值。

4. 成果

（1）获国家发明专利，见图 5；获中国实用新型专利，见图 6。

（2）获奖情况：①第三届重庆市卫生健康系统"五小"创新晒"青创工作室"（图 7）。②第三届全国临床创新与发明大赛"优秀奖"（图 8）。

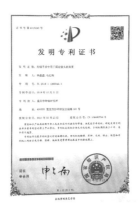

图 5　国家发明专利证书

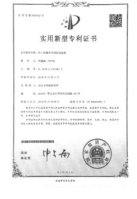

图 6　实用新型专利证书

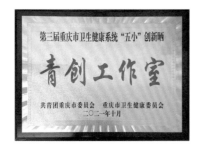

图 7　青创工作室

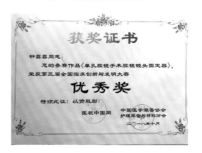

图 8　获奖证书

5. 推广

　　该腔镜镜头固定器使用简单，安全可靠，经济实用，支持多次灭菌循环使用，具有较高的临床推广应用价值。截至目前已在我院 4 000 余台单孔胸腔镜肺叶切除手术中开展应用，使用效果反应良好，获得手术医生的一致好评。另外，该腔镜镜头固定器结构简单，具备多种尺寸，适用于多种手术切口和手术部位，已推广至其他单孔腔镜手术中。

发明小启示

　　该腔镜镜头固定器从单孔腔镜手术实际需求出发，以解决工作中实际问题为目标，并结合国内外研究现状和手术医生的使用要求，最终经过多次迭代优化设计完成，整个过程中我的沟通能力、思考能力、科研能力和科学解决问题的能力都得到了有效提升。在接下来的工作中，我也将继续努力学习，更好地为患者服务。

放射性皮炎患者的
氧气"台灯"

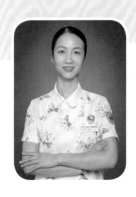

　　我是肿瘤放射治疗中心的护士长，守护患者的健康是我的职责。在放疗病房，我们常常看到，这个患者的脖子"黑"了，那个患者的皮肤"破"了。作为放疗专科护理人员，我们知道那是放射性皮炎，是放疗常见的不良反应，是由各种电离辐射包括 X 射线以及放射性同位素等照射皮肤、黏膜引起的炎症性损害。局部氧气疗法是防治患者皮肤破损溃烂的方法之一，能给予局部皮肤补充氧分子，加速局部伤口愈合，近年来常被用作湿性放射性皮炎的治疗方式之一，效果良好。目前，临床上没有专门针对外用氧疗的装置，往往使用氧气吸入装置代替。因放疗损伤部位不一，使用时全程（约 30 分钟）需要护士手持氧气管对着损伤部位进行氧疗，且氧气管为双孔或单孔，损伤部位所接受到的氧流量不均匀。因此，我和团队成员经过反复钻研与实践，设计了一种局部氧疗装置。它能固定在床旁，既能根据部位调整位置，又能使氧气均匀流出，还可预防氧气流失过快，使氧气在皮肤创面保存时间延长，提升氧疗效果的同时，节约了护理人力资源。

技术上追求精益求精，服务上追求全心全意。

一、基本信息

新技术题目：一种局部氧疗装置

专利号：ZL 2019 2 0585206.3

授权公告日：2019 年 4 月 26 日

发明人：汪春雨；宋素婷；赵良辉；施玉梅；李寿伦；汪志美

二、技术领域

该实用新型专利涉及临床护理领域，是一种用于肿瘤患者放射性皮炎的康复装置。

三、发明内容

该装置包括鹅颈盘、集氧罩、固定架及可移动支架。其中移动支架可调节位置；鹅颈盘装置架平面分布多个均匀出氧小孔；集氧罩设计有多种规格，可根据创面部位选择更换、安装使用。根据患者病变部位和体位把固定架固定在合适的地方。根据创面部位及面积实时调整可移动支架位置，减少人工耗力，提高疗效。将传统的鼻导管氧疗出口设计成氧气管连接鹅颈盘装置架，鹅颈盘平面散在分布多个出氧小孔，使氧气均匀喷出，创面受氧量均匀。鹅颈盘上安装集氧罩（集氧罩设计有多种规格，可根据创面部位选择），便于氧气在皮肤创面保持更长时间。局部氧疗能有效扩张毛细血管，促进细胞增殖，改善创面缺血缺氧状态，使坏死组织氧化分解，减少产生瘢痕，抑制厌氧菌增生，促进伤口愈合。见图 1—图 4。

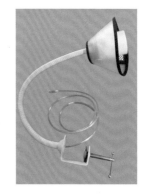

图 1 氧疗装置实物图

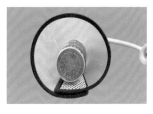
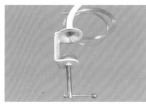
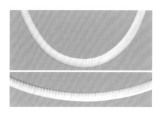

图2　氧疗装置鹅颈盘、集氧罩　　　图3　氧疗装置固定架　　　图4　氧疗装置可移动支架

四、转化与临床应用

1. 使用方法

当患者放射野皮肤出现Ⅱ—Ⅲ度放射性皮炎时，护士向患者及家属进行宣教，讲解该装置的使用方法。当患者局部需要氧疗时，第一步，根据患者病变部位和体位把固定架固定在合适地方，如病床护栏上。第二步，可移动装置架根据创面部位实时调整位置。第三步，根据创面面积大小调整鹅颈盘集氧罩，对准创面。第四步，连接氧气装置，调节氧流量，开始氧疗，如图5所示。

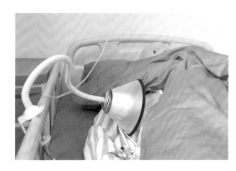
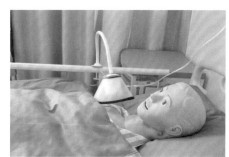

图5　氧疗装置患者使用示意图

2. 转化

目前已生产成品并投入临床使用。

3. 临床应用

（1）时间和地点：2019年4月至今，重庆大学附属肿瘤医院肿瘤放射治疗中心、重庆大学附属肿瘤医院乳腺肿瘤中心。

（2）对象与方法：选取肿瘤放疗Ⅱ—Ⅲ度放射性皮炎患者，对其创面愈合时间、疼痛情况及患者满意度进行收集分析。

（3）效果评价和优点：该装置能缩短Ⅱ—Ⅲ度放射性皮炎患者创面的愈合时间，减轻患者的疼痛程度，取得较好的疗效；同时能节约人力资源，提高患者的满意度。

4. 成果

（1）获国家实用新型专利，见图6。

（2）获中国研究型医院学会护理分会"优秀创新发明三等奖"，见图7。

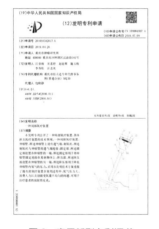

图6　实用新型专利证书

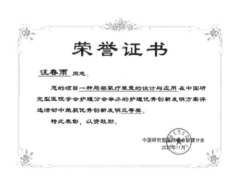

图7　荣誉证书

5. 推广

该装置具有成本低廉、安装方便快捷等优势，能有效缩短Ⅱ—Ⅲ度放射性皮炎的愈合时间，现已在重庆大学附属肿瘤医院放疗性皮炎患者中全面使用，并推广至重庆市梁平区人民医院、贵州省铜仁市人民医院等，反响良好。

发明小启示

　　本着一切以患者为中心的服务宗旨，发现并提出临床护理问题是小发明的第一步，也是至关重要的环节。小发明来源于临床实践，最终也应用于临床实践，并在实践中检验小发明的实用性。小发明也可以带来大收益，切实为患者的健康保驾护航。

一种用于乳腺癌放疗患者的腋窝固定支架

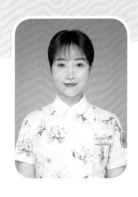

　　大家好，我是来自乳腺肿瘤中心的罗茂菡，在工作中偶然发现：一位阿姨腋下夹着个皮球在走廊遛弯，我记得当时那位阿姨已接受了多次胸壁及腋窝放疗，导致Ⅲ度放射性皮炎，我便上前询问："阿姨，您抱个球干嘛？"她回答道："你们不是让我叉腰吗，叉腰太累坚持不了，这样夹个球又通风又方便。"当时我想：要是有一个装置既可以保持腋窝部位皮肤干燥、避免腋下皮肤摩擦，又能使患者方便舒适，促进患者早日康复，那就太完美了，它一定能帮助到更多的人！由此我和团队成员经过反复钻研与实践，设计了一款腋窝固定支架，它能最大限度保持腋窝处皮肤通风干燥，携带方便，患者更容易接受，协助患者顺利完成放疗周期，有利于预防及缓解放射性皮炎，降低局部感染风险，减轻患者身心痛苦，提高患者的生活质量。

大节不可失，小节不可纵。

一、基本信息

新技术题目：一种腋窝固定支架

专利号：ZL 2021 2 2386025.8

授权公告日：2022 年 4 月 19 日

发明人：罗茂菡；张欢；陶红竹；李爽

二、技术领域

该实用新型专利涉及临床护理领域，是一种在乳腺癌术后放射性皮炎患者中应用的腋窝固定支架。

三、发明内容

该项技术材料采用铝合金、PP 塑料、角度调节杆、海绵垫、固定绑带以及魔术贴。架系 A 字型结构由三部分组成（一侧固定胸廓、一侧固定上肢、中间为角度调节器），胸廓和上肢均采用柔软面料的绑带进行固定。其外展角度臂长深度及绑带均可调节，考虑到舒适度及支撑性的问题，此支架采用轻制合金和 PP 塑料及透气性较好的复合面料制作。在本技术方案中利用三角力学原理，根据患者需要肩外展程度，使用角度调节杆进行调节，最大程度保持放疗区域皮肤通风干燥。前臂和上臂支架也可以根据患者体型进行调节。腰部部件与手臂部件之间采用螺钉连接，可控制角度调节肩部屈伸。外壳重量轻且坚韧，支架稳定性较好，穿戴期间患者感受舒适。详见图 1。

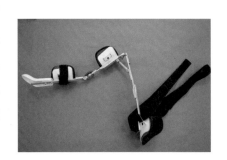

图 1 腋窝固定支架实物图

四、转化与临床应用

1. 使用方法

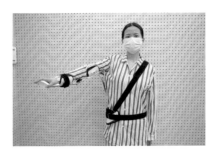

图 2　腋窝固定支架佩戴图

针对乳腺癌术后放疗腋窝放射野出现放射性皮炎患者。医护人员协助患者佩戴好腋窝固定支架，并根据患者肩关节外展情况、上臂长度对支架进行调节（图 2），最大程度保持放射区域皮肤通风干燥，佩戴过程简单安全，患者通过支架支撑，大大地提高了放射性皮炎患者自我管理能力，与没有实物操作的健康教育相比，患者更容易接受和实施，降低了局部感染风险，促进放射性皮炎康复，使患者能顺利完成放射治疗，提高了患者的生活质量。

2. 转化

目前已生产成品投入临床使用。

3. 临床应用

（1）时间和地点：2021 年 4—12 月，重庆大学附属肿瘤医院乳腺肿瘤中心。

（2）对象与方法：选取乳腺癌术后接受放疗患者 30 例，随机分为对照组与实验组，每组 15 例患者，对照组应用常规放疗皮肤护理，实验组在常规放疗皮肤护理基础上应用腋窝固定支架进行护理干预，并通过肩关节功能评价量表、自我护理能力测定量表、腋窝固定支架使用满意度调查表进行统计分析。

（3）效果评价和优点：实验组肩关节功能评价评分、自我护理能力评分及满意度评分均优于对照组。产品制作成本低，佩戴方便，患者使用舒适度高。未发生因产品问题引发的不良事件和并发症。目前已在本中心使用，得到患者及家属的高度认可。

4. 成果

获国家实用新型专利，见图3。

5. 推广

2021 年 4 月至今，腋窝固定支架已在重庆大学附属肿瘤医院乳腺肿瘤中心推广使用，很好地解决了乳腺癌患者腋窝放疗的局部皮肤保护问题，有助于预防和治疗放射性皮炎。接下来还将推广到上肢肿瘤、恶性淋巴瘤等需要进行腋窝放疗的患者使用。

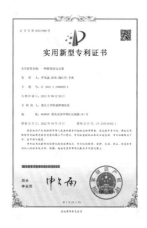

图 3　实用新型专利证书

发明小启示

　　专利从构思成型到成果转化，对我来说是一次从思维到实战的锻炼，它使我学会能动地观察日常护理工作中患者存在的问题，并通过不断思考、创新及实践，科学地解决问题，从而为患者提供更加优质的护理服务，使患者切实获益。

应用于腮腺肿瘤术后的舒适弹力加压绷带

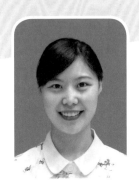

　　"打针，输液，发药，铺床，宣教……"你们眼中的护士是这样的？我想说的是，你们了解的，只是我们工作的一部分。我们还是服装设计师、管道疏通者、设备保养者、健康促进者、发明创造家……大家好！我是吴小月，一名在头颈肿瘤中心工作十余年的护士。今天我扮演的角色是一名发明创造家。腮腺肿瘤是我们科室常规诊治疾病之一，临床上为预防腮腺肿瘤术后涎腺瘘的发生，需要加压包扎，常规采用普通纱布头颌加压包扎法。由于纱布没有弹性，包扎过松纱布容易松脱，不能起到加压作用，增加了医生换药次数，浪费医疗材料；包扎过紧容易导致张口受限，疼痛难忍，严重影响患者进食、睡眠等质量，患者体验感差。但真的就没有更好的解决办法了吗？为此，发明创造家上线了。我经过反复调研和试验，设计了一种腮部术后加压包扎结构，材质上采用具有弹力的绷带，可根据患者面部、头颅大小施加不同压力，进行有选择性的粘贴。在起到加压包扎作用的同时，兼具了使用简单、舒适、美观等优点，减少了医生的工作量，提高了医护人员及患者的满意度。

　　　　　　淡泊宁静无怨无悔，以救死扶伤为己任，
　　用真心、爱心、同情心呵护每一位患者。

一、基本信息

新技术题目：腮部术后加压包扎结构

专利号：ZL 2021 2 0483838.6

授权公告日：2021 年 11 月 26 日

发明人：吴小月

二、技术领域

本实用新型专利涉及医疗用具技术领域，是一种腮部术后加压包扎装置。

三、发明内容

本发明在材质上采用具有弹力的绷带代替普通纱布绷带。根据头部的特征，设计在头部及枕部分别采用魔术贴进行黏合，将绷带内帮助加压的纱布团改为弧形的纱布棉垫，使局部压力更大，且根据不同胖瘦、脸型患者的需求，在弹力绷带上增加了多条魔术贴，可以根据患者面部、头颅大小、医生要求加压的松紧度，进行有选择性的粘贴。在颜色方面选择采用深灰色和肉色，视觉冲突上比白色更为柔和，具有美观性。魔术贴使得加压具有可反复操作性，在患者清洗面部时方便暂时取下。本发明不仅起到加压包扎的作用，还兼具了使用简单、舒适、美观等优点，减少了医生的工作量，提高了医、护、患的满意度，推广性高。使用效果见图 1。

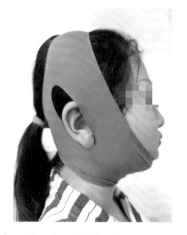

图 1　加压结构使用效果示意图

四、转化与临床应用

1. 使用方法

医生根据患者的脸型大小选择合适的加压绷带型号。完成手术部位换药处理后，填塞上加压棉垫，再使用加压绷带进行加压包扎。首先用绷带托住患者下颌部，调整并留出耳部空隙，根据患者脸型、胖瘦及需要的加压程度，在头顶部选择不同的魔术贴进行粘贴。其次，将绷带调整好在枕部进行粘贴固定，避免因为患者说话或者咀嚼时导致绷带滑落、松动，从而影响加压效果。为患者调试佩戴完成以后，需要观察患者颜面部挤压情况，指导患者行张口测试判断患者是否出现张口受限，如患者适应良好，即压力选择适宜，进行加压包扎5~7天。若患者在此期间出院，责任护士需教会患者自行观察伤口的方法，及时随访是否出现涎腺瘘。使用方法见图2、图3。

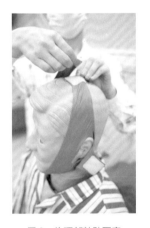 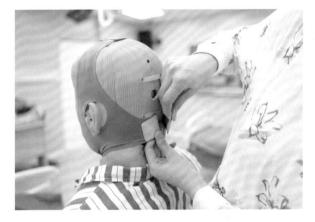

图2　头顶部粘贴固定　　　　　　　　　　图3　枕部粘贴固定

2. 转化

目前已生产成品投入至临床使用，应用范围不断增加，如用于经口腔路径的腔镜下甲状腺肿瘤术后加压包扎。

3. 临床应用

（1）时间和地点：2020年3—12月，重庆大学附属肿瘤医院头颈肿瘤中心。

（2）对象与方法：选取 100 例腮腺肿瘤患者，随机分为对照组及观察组各 50 例，观察组采用弹力绷带的加压方式，对照组采用常规普通绷带加压方式，比较两组患者涎瘘的发生率、患者舒适度及满意度。

（3）效果评价和优点：与对照组相比，观察组涎瘘的发生率降低，患者舒适度及满意度提升，差异均具有统计学意义（$P < 0.05$）。产品使用至今，已在本科室腮腺术后和经口腔行腔镜下甲状腺肿瘤切除术后患者应用 200 余人次，在加压包扎的同时，兼具了使用简单、舒适、美观等优点，减少了医生的工作量，为患者提供了舒适的康复体验，未发生因产品问题引发的不良事件和并发症。

4. 成果

获得国家实用新型专利，见图 4。

5. 推广

本产品具有材质舒适、使用简便及美观大方等优势，已全面应用于重庆大学附属肿瘤医院头颈肿瘤中心腮腺肿瘤术后患者，并扩大到经口腔路径的腔镜下甲状腺肿瘤术后加压包扎。2021 年 1 月，将此面部绷带推广到本院神经肿瘤科应用，医护人员反映良好，得到患者、家属及医务人员的高度认可。

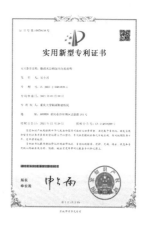

图 4 实用新型专利证书

发明小启示

平凡的临床护理工作不是我们做平庸护理人的理由。大胆尝试、勇于创新，如果当你觉得这个事情值得做一做，那么不妨试一试，或许就会有别样的收获。只有思考和创新，才能提升和发展，使护理事业更好地适应当今社会日新月异的变化。

防治乳腺癌术后上肢水肿的手臂托枕

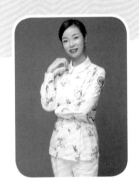

　　大家好！我是乳腺肿瘤中心科护士长张欢，我要分享一个小知识：据统计，全球乳腺癌相关淋巴水肿发病率为 2.5%~42.9%，可导致疼痛、麻木、乏力、反复感染、患肢功能障碍等，严重影响患者生活质量，增加患者心理负担。有什么好的预防办法呢？除了医疗方面通过改进手术方式来预防淋巴水肿，护理方面也可以采取一定的措施。工作中常使用枕头或棉被衣物作为支撑物来抬高患肢，角度过小会影响预防效果，角度过大则患者不能耐受，不能达到持续有效抬高上肢的目的，同时所垫枕头或棉被表面不平整易滑落，影响患者舒适感。为了解决这一问题，我带领团队成员查阅大量文献，集思广益、大胆创新、反复修改设计，最终打破常规，设计出一款上肢体位垫——乳腺癌术后手臂托枕。

用心护理，用情服务，
病人的健康是我们执著的追求。

一、基本信息

新技术题目：乳腺癌术后手臂托枕

专利号：ZL 2015 2 0766991.4

授权公告日：2016 年 3 月 2 日

发明人：张欢；曹鑫；曾晓华

二、技术领域

本实用新型专利涉及临床护理，是一种乳腺癌术后手臂托枕。

三、发明内容

乳腺癌术后手臂托枕包括底座 1 和垫枕 2，垫枕 2 为直角梯形结构，与底座 1 通过粘扣带 3 连接，垫枕的上表面分为垫高上臂的垫高平面和支撑手臂前端的斜面，垫枕包括多个层叠的充气层 23 和贴合在充气层外的弹性外套 22，通过充气嘴 24 充气还能够根据患者的体型进行高度调节。托枕设计呈凹陷状态，可使支撑在垫枕上的手臂不会滑落下来；托枕一侧铰接有将底座固定在病床上的扣板 13，防止底座移动或者倾倒；托枕弹性外套 22 拉链隐藏于垫枕 2 下，避免拉链对患者造成伤害；垫枕 2 与底座 1 由三条粘接带 3 固定，易拆装组合使用。详见图 1。

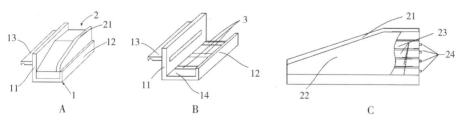

图 1　乳腺癌术后手臂托枕示意图

注：
　　1—底座；2—垫枕；3—粘扣带；11—第一挡板；12—第二挡板；13—扣板；
14—底板；21—档檐；22—弹性外套；23—充气层；24—充气嘴。

四、转化与临床应用

1. 使用方法

　　手术前一天，责任护士向患者及家属介绍手臂托枕的使用方法和意义。患者术后返回病房即可使用此装置。将手臂托枕放于术侧，利用梯形斜面设计将患侧肢体自然抬高，符合人体自然生理特征。在抬高患肢、保持患肢一定高度的同时，其柔软的海绵支撑垫于肩关节下，能较好地固定和保护肩关节，增加了制动效果，避免肩关节外展，从而有效促进静脉和淋巴液回流，防止皮瓣滑动，早期预防患侧上肢水肿发生。另外，托枕两臂端的凹槽设计，使患肢有效固定，患侧上肢肩关节处无悬空感，比较符合人体自然的生理弧度，增加了患者的舒适感。该装置通过临床大规模应用后取得满意效果，目前已将该托枕应用于乳腺癌术后淋巴水肿的治疗护理中，起到抬高水肿上肢、促进淋巴液回流、减轻水肿的作用，见图2。

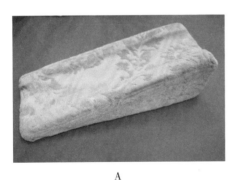
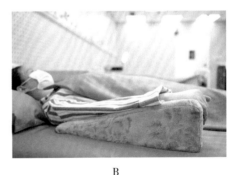

A　　　　　　　　　　　　　　　B

图2　乳腺癌术后手臂托枕使用图

2. 转化

　　目前已生产成品投入临床使用。

3. 临床应用

（1）时间和地点：2015 年 3—11 月，重庆大学附属肿瘤医院乳腺肿瘤中心。

（2）对象与方法：选取符合条件的乳腺癌改良根治术行腋窝淋巴结清扫术的患者，实验组与对照组各 200 例，实验组给予手臂托枕垫高上肢，对照组使用普通软枕，比较两组患者患侧上肢发生淋巴水肿情况，并调查患者的满意度和舒适度。

（3）效果评价和优点：实验组患侧上肢水肿发生率及严重程度均低于对照组，能有效预防患侧上肢水肿的发生，还可以改善淋巴循环，促进水肿的吸收。实验组患者患侧上肢疼痛程度明显轻于对照组，表明手臂托枕可以显著缓解患侧肢体疼痛感，提高患者舒适度和满意度。该产品具有独立的弹性外套，方便清洗消毒，降低产品损耗，延长托枕的使用周期。手臂托枕得到患者、家属及医务人员的高度评价。

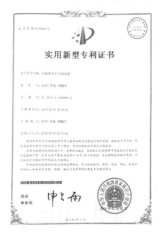

4. 成果

获国家实用新型专利，见图 3。

5. 推广

该装置成本低廉、使用方便，能有效抬高及妥善固定术侧上肢，促进静脉和淋巴液回流，能有效预防和缓解上肢水肿，目前已广泛应用于腋窝淋巴结清扫术或上肢水肿的患者。

图 3　实用新型专利证书

> **发明小启示**
>
> 　　我喜欢茅以升《没有不能造的桥》中的一句话：路是人走出来的，有了路，就要桥。哪里有人，哪里就有路，同时哪里也就可能有桥。人是需要桥的，同时人也能造桥。只要有能修的路，就没有不能造的桥。

一种新型高负压引流装置

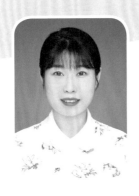

　　我是马倩，来自重庆大学附属肿瘤医院乳腺肿瘤中心，从事临床护理工作十余年。在工作中我发现了一个让人头疼的问题：乳腺癌术后安置引流瓶用于引流伤口积液积血，护士需根据患者术后康复情况动态调整引流瓶内负压。在调整过程中，护士需要将引流管与负压装置分离，调整负压后再次连接引流管。操作过程存在感染及职业暴露风险，且复杂、耗时。因此，我想如果有一个引流装置能够解决这个问题该多好呀！于是我和团队成员经过反复钻研，设计了一种新型高负压引流装置。

微笑暖人间，真诚待病人。

一、基本信息

新技术题目：一种新型高负压引流装置

专利号：ZL 2016 2 0107056.1

授权公告日：2016 年 6 月 29 日

发明人：马倩；张欢；曾晓华；尹娅楠

二、技术领域

本实用新型专利涉及临床护理，是一种新型高负压引流装置。

三、发明内容

该装置包括负压瓶 1、引流管 2，负压瓶还连接有压力补偿管路 3、压力指示气囊 4 和橡胶负压引流球 5，压力补偿管路 3 中设置有单向阀门 31，流向为由负压瓶 1 向瓶外；橡胶负压引流球 5 尾部设置有第二单向阀门 51，实现负压瓶 1 向瓶外的单向排气。压力指示气囊 4 为气球式可充气、放气的橡胶气囊。通过压力指示气囊的充气状态，即可判断负压瓶的压力状况，进行相应的降压操作。引流管 2 上设置有止流夹 21，在不引流时，关闭止流夹，防止空气进入瓶内。负压瓶 1 底部还设置有排液阀 11，术后打开排液阀，将引流液排空，然后对装置进行消毒，可以再利用。负压瓶 1 的瓶身上设置有吊带 12，用于吊挂在支架上，见图 1。

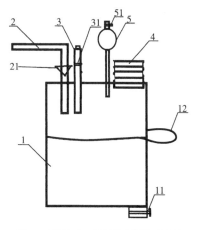

图 1　新型高负压引流装置结构示意图

注：
1—负压瓶；2—引流管；3—压力补偿管路；4—压力指示气囊；5—橡胶负压引流球；11—排液阀；12—吊带；21—止流夹；31—单向阀门；51—第二单向阀门。

四、转化与临床应用

1. 使用方法

当需要根据患者病情调节引流瓶负压大小时，可以利用压力补偿管路，连接真空泵，自动降压。在没有真空泵的情况下，护士可以采用手动操作橡胶负压引流球，对负压瓶进行抽气降压，从而避免对引流管的拆卸，减少暴露和感染的发生率，保护医护人员的安全，增加了操作的便利性。

2. 转化

无。

3. 临床应用

无。

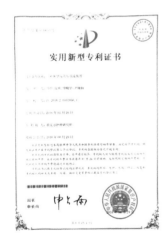

图2　实用新型专利证书

4. 成果

获国家实用新型专利，见图2。

5. 推广

该装置利用压力补偿管路，连接真空泵，可自动降压，从而避免对引流管的拆卸，减少感染的发生率，保护医护人员的安全，增加了操作的便利性。该设计融入了物理学原理，对启发护士采用医工融合理念、创新护理工作有一定的借鉴意义。

发明小启示

从最开始在临床工作中发现问题，思考解决方案，到付诸实践，这期间不断探索和研究的过程是对我的挑战，也是一种历练。它使我领悟到临床工作的务实性和创新能力建设的重要性同等重要。同时，在这个过程中我能够学以致用，用以促学，学用相长，提高了业务水平，培养了创新能力。我希望以后能够发现工作中存在的问题，不断创新，科学地解决问题，为患者提供更加优质的护理服务。

患者营养通道的护航者

——一种新型胃管固定方法

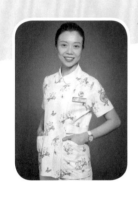

　　一个世纪之前，南丁格尔提着油灯，在战地医院的病房中巡视伤员。一个世纪之后，作为新时代的护士，我在各个病房坚守着同样的使命。我是周迎春，先后在普内科、重症医学科、头颈肿瘤中心担任护士长，工作中一直秉承"用心做好细节，以诚赢得信赖"的态度。从事临床护理工作二十余年以来，留置胃管的固定一直是困扰着我们的一个难题。传统胃管固定法是用敷贴将胃管固定于鼻翼两侧及面颊部，通过改良胶布材质、止血带、棉布带、棉线带以及胶带挂耳后等各种固定方法，仍然存在导管滑脱、黏膜损伤、自我形象紊乱等问题。如何固定才能简便、牢固、舒适、美观？经过反复思索与实践，我和团队成员总结出一种安全、有效的胃管固定方法。这种方式在保证有效固定的前提下，可减少皮肤黏膜损伤，提高患者舒适度，减轻护士每日更换敷贴的工作量。

小事成就大事，细节成就完美。

一、基本信息

新技术题目：一种新型胃管固定方法

专利号：无

授权公告日：无

发明人：周迎春

二、技术领域

该新技术涉及临床护理，是一种留置胃管固定的新方法。

三、发明内容

该固定装置由心形硅胶防滑脱器和雪纺丝带组成。根据胃管外径选择具有弹性的心形防滑脱器，防滑脱器的内径比胃管外径略小，以套在胃管上不易滑脱为宜。选择材质柔软且致密度好的透明肤色丝带，当胃管插入预计长度时，将透明带穿过防滑脱器绕头部一圈固定于患者一侧头部即可。如果在使用过程中，患者反映带子经过耳朵处有压迫不适时，可在耳朵处将雪纺丝带穿过条形硅胶减压器缓解患者的不适。

在本技术方案中，采用透明心形硅胶防滑脱器（常规选择透明色，也可选择患者喜好的颜色）和肤色雪纺丝带固定胃管后，鼻翼及面颊部无须敷贴固定，可以避免因敷贴粘贴导致的皮肤黏膜损伤，增加患者的舒适度和美观度，还可以减少护士每日更换敷贴的工作量。以上均体现了人文化护理，增加了患者的接受度，降低了非计划拔管的发生率，避免了再次插管给患者带来的痛苦，节约了患者的医疗费用，收到了满意效果。此外，该产品成本低，使用安全、方便，值得临床应用推广，见图1、图2。

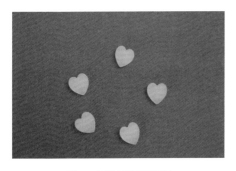

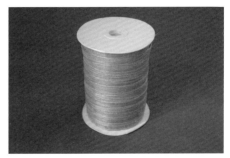

图 1 心形硅胶防滑脱器   图 2 肤色雪纺丝带

四、转化与临床应用

1. 使用方法

当患者完成留置胃管，护士准备胃管包、一枚已消毒的心形防滑脱器（防滑脱器可采用过氧化氢低温等离子消毒独立包装备用）、一段柔软肤色雪纺丝带。将用物携至床旁，按照无菌操作原则将心形防滑脱器套在预计置入长度的胃管

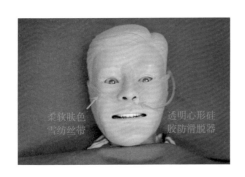

图 3 新型胃管固定效果图

刻度处，然后距心形防滑脱器 2 cm 处用无菌石蜡油涂抹胃管（需注意防止石蜡油涂抹到防滑脱器而降低固定胃管的效果），安置成功后，将雪纺丝带穿过防滑脱器绕头部一圈，固定于患者一侧头部即可，无须在患者鼻翼两侧及面颊部用敷贴固定，松紧以插入一指为宜，效果见图 3。

2. 转化

目前该新型胃管固定方法已在相关科室使用。

3. 临床应用

（1）时间和地点：2021 年 2 月至 2022 年 2 月，重庆大学附属肿瘤医院头颈肿瘤中心。

（2）对象与方法：选取需要留置胃管的患者，随机分成实验组与对照组各62例，对照组采用传统固定方法（图4），实验组采用新型胃管固定方法（图5）。对比两组患者在留置胃管期间非计划拔管率、皮肤黏膜损伤发生率、患者依从性、护士工作量、患者及护士满意度。

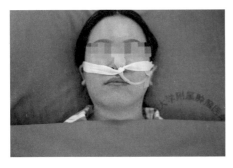
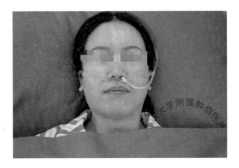

图4　传统胃管固定方法　　　　图5　新型胃管固定方法

（3）效果评价和优点：实验组患者无皮肤黏膜损伤；使用过程中仅有1例患者因丝带稍感不适，使用条形硅胶减压器后得到缓解；患者舒适度及依从性明显高于对照组；护士工作量明显低于对照组；患者及护士满意度高于对照组；无非计划拔管的发生，差异有统计学意义（$P<0.05$）。使用新型胃管固定方法以来，未发生因该固定方法引发的不良事件和并发症。目前该技术已在本院多个科室使用，得到患者及医护人员的高度认可。

4. 成果

（1）申请国家实用新型专利：一种管道固定器，目前正在审核阶段。

（2）患者赠予的锦旗（图6）和感谢信（图7）。

5. 推广

本固定方法具有使用安全、固定简便、患者舒适等优势。目前已将该固定方法推广至我院重症医学科、胃肠肿瘤中心使用。2022年3月，通过护士长结对共建活动向血液肿瘤中心、普内科、缓和医疗科推荐了该项新技术，使用过程中均未发生非计划拔管的不良事件，使用效果良好。

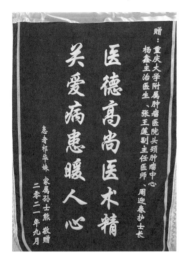

图6　患者赠予的锦旗　　　　　　图7　感谢信

发明小启示

在临床工作中我时刻以解决患者的困难为第一责任，善于观察，勤于思考，科学地解决问题，不仅提高了工作效率，保证了护理安全，减轻了患者痛苦，也为患者提供了更加人性化、更加优质的护理服务，实现了患者、家属、医生、护士"四"满意。

3D 打印腹腔镜烟雾吸引装置

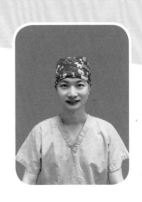

　　有一种爱叫亲情，相濡以沫；有一种爱叫爱情，相互依偎；有一种爱叫友情，肝胆相照！还有一种爱，它无关亲情、爱情、友情，然而却也充满着纯纯的温馨、浓浓的爱意，这种爱叫护士！手术室，护士在无影灯下默默奉献着，与手术医生精诚协作，毫无保留地把自己的光和热倾注于解决患者的痛苦，创造奇迹，拯救生命，为患者带来希望和幸福。毕业至今，我已从事手术室护理工作八年，在这八年的时光里，见证了腔镜外科手术的飞速发展，个人的专业能力也不断提升。在工作中，我发现腹腔镜手术烟雾非常影响手术视野，影响手术医生的工作效率，增加患者手术时间、手术风险等。由此我和团队成员经过反复钻研与实践，设计了一款由 3D 打印技术实现的烟雾吸引装置，它能最大限度地吸引烟雾，不影响手术进程，使手术医生获得一个较为满意的腹腔镜手术视野。

一、基本信息

新技术题目：3D 打印腹腔镜烟雾吸引装置

专利号：无

授权公告日：无

发明人：刘元飞；马红利；杨畅；杨静；刘恒芳

二、技术领域

该新技术涉及临床护理领域，是一种通过 3D 打印的腹腔镜烟雾吸引装置。

三、发明内容

该装置由 3D 打印技术一体成型，价格低廉，使用合成树脂材质能够耐受低温等离子反复灭菌。通过精确的测量各种数据，确定该装置长度为 28 cm，在腹腔镜手术中，距离电外科设备产生的烟雾大约 5 cm 为最佳位置，该距离能够在吸走烟雾时避免烟雾附着于腔镜镜头。同时设计该装置内径为 6 mm，外径为 10 mm，操作器械能够更好地通过。采用双层设计，顶端有 3 排 1 mm 吸烟小孔，具有良好的烟雾吸引效果，同时避免组织堵住单一小孔导致的烟雾吸引不畅。顶端侧连接口与吸引管连接。上端覆盖 5 mm 穿刺鞘密封帽。该装置一般由助手腔镜孔使用，避免主刀医生操作不便，能够稳定地吸去烟雾，见图 1、图 2。

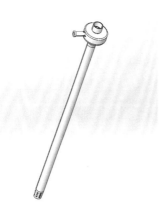

图 1　3D 打印腹腔镜烟雾吸引装置
结构示意图

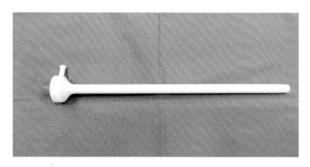

图 2 3D 打印腹腔镜烟雾吸引装置实物图

四、转化与临床应用

1. 使用方法

3D 打印型烟雾吸引管采用内径为 6 mm 的灭菌树脂材料，通过 3D 打印机一体成型，整体长度为 28 cm，吸引装置离术野大约 5 cm，3D 烟雾吸引装置通过穿刺器连接第二组吸引器，以调节负压大小，使二氧化碳排出压力与吸引装置形成的腹腔压力差为设定负压。在手术开始后，吸引装置通过实验最佳距离的设定，会瞬间吸走烟雾，当术中产生烟雾较大时，巡回护士可适当增加二氧化碳进气量，加大中心吸引压力，从而形成稳定的二氧化碳内循环，见图 3、图 4。

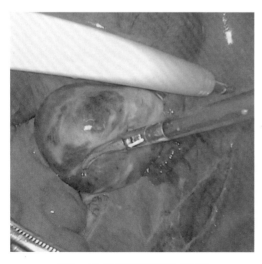

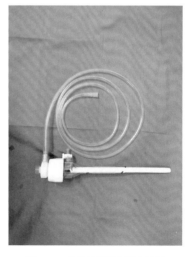

图 3 3D 烟雾吸引装置操作使用图　　　　图 4 3D 烟雾吸引装置使用连接

2. 转化

目前已投入临床应用。

3. 临床应用

（1）时间和地点：2020年2—11月，重庆大学附属肿瘤医院麻醉科。

（2）对象和方法：选择在全麻下行腹腔镜直肠癌根治术（Dixon术式）患者200例。随机分为观察组和对照组各100例。对照组采用常规方式进行排烟处理，即直接用穿刺鞘与负压吸引器相连。观察组采用自制3D打印烟雾吸引装置进行排烟。

（3）效果评价和优点：3D打印烟雾吸引装置价格低廉，可反复消毒，不增加手术成本，连接方法简单，手术人员只需通过简单的学习就可以掌握。6 mm粗管路对烟雾的收集、排放效果满意，在术中产生大量烟雾时，由于装置离烟雾发生处距离近，且通过调节二氧化碳流量和中心吸引的吸力能够非常好地捕捉手术烟雾，防止和减少烟雾直扑镜头的现象，避免烟雾影响医生的手术操作。本研究结果表明，观察组术中镜头擦拭次数、排烟次数、手术时间均少于对照组，医生对气腹压力稳定度、镜头清晰度、排烟效果的满意例数均多于对照组。整个手术过程受烟雾干扰少，手术顺畅，使用方便，对维持气腹压力稳定度影响不明显，医生满意度较高。

4. 成果

获第三届重庆市卫生健康系统"五小"创新晒"优秀奖"（图5）。

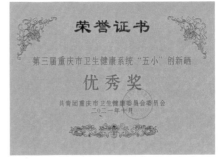

图5　获奖证书

5. 推广

该产品成本低廉、安装方便快捷，可瞬间吸走术区烟雾，保持手术视野清晰，提高手术医生工作效率，保证手术安全。目前已在重庆大学附属肿瘤医院手术室广泛使用，反响良好。

发明小启示

　　只要用心工作、善于观察、勤于思考，就能发现手术室中有很多可塑、可改之处。手术室护理团队从解决工作遇到的实际问题出发，通过思考、探索，迸发出很多点子，再加以实践、改良和总结，形成新技术。当护理团队的新技术转化形成专利后，大家更能从平常工作中找到乐趣，获得成就感。作为手术室护理团队的一员，我备感骄傲，在今后的工作中，我会为建设一个专业化、精准化、智能化的手术室目标而继续不断努力。

基于压力传感技术的全麻术中头面部保护装置

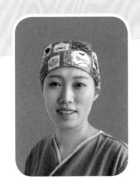

　　我是杨畅，从事手术室护理工作十余年，我的工作就是在患者"沉睡"时给予他们安全、优质的护理。我发现，手术患者在全身麻醉状态下受不同手术体位影响，易发生头面部相关并发症，而目前临床上使用的保护方法无法有效解决此问题。当我在新闻中看到压力传感技术时，受到启发，如果把这种先进的技术融合在头面部保护装置中，岂不是可以更敏感地感知压力从而保护患者头面部。因此，我和团队成员经过反复钻研与实践，设计了一款基于压力传感技术的全麻术中头面部保护装置，可有效降低头面部体位并发症发生风险、术后眼部不适症状，提高头面部及眼保护的安全性，有效促进护理质量提升。

用心工作，以爱护理。

一、基本信息

新技术题目：基于压力传感技术的全麻术中头面部保护装置

专利号：无

授权公告日：无

发明人：杨畅；马红利；张文敏；曾琴

二、技术领域

该发明专利涉及临床护理领域，是一种基于压力传感技术的全麻术中头面部保护装置。

三、发明内容

该装置包括科技布材质的头面部保护罩、记忆棉内芯、眼部凝胶保护垫、弹性压力应变传感器及弹力带五部分。该装置使用时，压力感应数值可通过电容采集盒实现动态监测收集，同时医护人员可通过手机 App 终端实现压力数据同步实时监测。该装置材质可清洗消毒，符合感染管理要求，值得推广，见图1—图5。

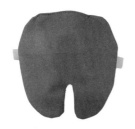 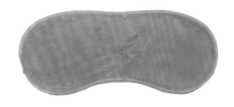

图1　头面部保护装置示意图　　　　图2　眼部凝胶保护垫

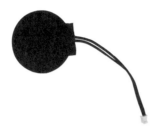

图 3 弹性压力应变传感器

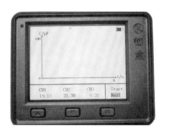

图 4 电容采集盒

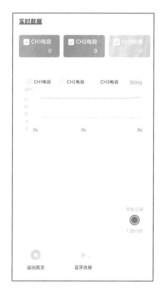

图 5 手机 App 终端显示界面

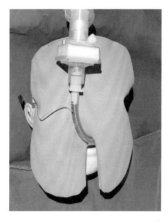

图 6 头面部保护装置使用示意图

四、转化与临床应用

1. 使用方法

全身麻醉后，巡回护士确保患者眼睑处于自然闭合状态，眼部覆盖无菌透明敷料，根据患者面部结构位置，调整弹性压力传感器位置后将该装置覆盖患者头面部，弹力带绕过患者头部固定于枕部，启动压力传感器电容采集盒，打开手机 App 同步数据，见图 6。

2. 转化

目前已投入临床使用。

3. 临床应用

（1）时间和地点：2021 年 3—12 月，重庆大学附属肿瘤医院麻醉科。

（2）对象与方法：选取 146 例住院全麻手术患者作为研究对象，随机分为观察组和对照组。对照组采取常规头面部保护措施：术前进行评估，使用手术床头架对手术布单进行支撑，眼睑使用胶带闭合，术中定时对头面部进行巡视检查；观察组在对照组常规护理基础上，使用自行设计的头面部保护装置，护理人员可通过压力传感器数据采集盒及手机 App 界面直观地看到头面部受压电容值曲线情况，也可以根据提示情况调整体位确保受压部位受力均衡，避免局部过度受压。

（3）效果评价和优点：研究结果提示，基于压力传感技术的全麻术中头面部保护装置可降低术后眼部不适症状（异物感、干涩、流泪、结膜水肿）和头面部压红及压力性损伤的发生率。本产品使用至今，未发生因产品问题引发的不良事件和并发症。该装置可清洗消毒，符合感染要求，提高了手术护理工作实效，有效提高了头面部及眼保护的安全性。

4. 成果

无。

5. 推广

该产品已在重庆大学附属肿瘤医院各种手术中广泛使用，同时交流推广至重庆市多家肿瘤规范化诊疗基地医院。

发明小启示

发明来自临床，创新源于需求，小改变能带来大收益。患者安全、患者满意就是对我们工作最大的肯定。今后的工作中，我将继续做一个用心工作、以爱护理的护士，开动脑筋、创新创造，为患者提供更加优质、安全的护理服务。

改良碘染色技术在上消化道早癌筛查中的应用

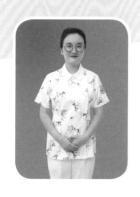

　　近年，重庆大学附属肿瘤医院承担了国家城市癌症筛查工作，作为内镜诊疗中心的一员，我参与了消化道早癌筛查任务。我国食管癌患者确诊时大部分已是中晚期，严重影响患者生存率。消化道内镜检查是食管癌筛查的重要手段，由于早期食管癌在内镜下的特征不显著，肉眼识别有难度，"食管的碘染"可起到很大的帮助。所谓碘染，即碘染色技术，是通过喷洒碘液对食管黏膜进行染色，根据食管黏膜着色深浅、着色范围及边缘，判断肿瘤存在的可能以及明确病变的范围（如图1）。工作中，我们发现传统碘染方式（逆位碘染）会给患者带来咽喉灼烧感、口腔面部灼伤，甚至声音嘶哑，短暂性失声等不良反应。因此，我试想有没有一种方法可以在不影响碘染效果的前提下，减少碘溶液的使用剂量，达到减轻患者痛苦的效果。查阅文献，我们发现喷涂碘溶液的起始位置可能是引起不良反应的主要原因，再通过反复的试验，我们团队发现改变碘染的顺序可以解决这一困扰。

善待生命，让患者放心。

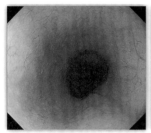 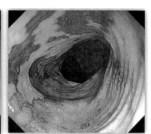

| 未碘染食管 | 碘染正常食管 | 碘染异常食管 |

图 1 碘染色前后食管黏膜变化

一、基本信息

新技术题目：改良碘染色技术在上消化道早癌筛查中的应用

专利号：无

授权公告日：无

发明人：杨维；田旭

二、技术领域

该新技术涉及临床医疗护理领域，是一项针对上消化道早癌筛查的创新
技术。

三、技术内容

以就诊于重庆大学附属肿瘤医院内镜诊疗中心的上消化道早癌筛查患者为
框架人群，将研究对象随机分为两组：顺染组（A组），即从食管入口自下染色（图
2）；逆染组（B组），即从食管齿状线自上染色（图3）。对比食管碘染效果、
碘液使用剂量、患者咽喉部碘灼烧的疼痛度及口腔内碘液的残存情况。

食管入口

齿状线

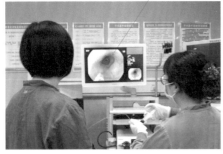

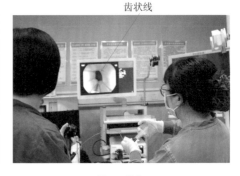

图 2　顺染　　　　　　　　　　　　　　　　　图 3　逆染

四、转化与临床应用

1. 使用方法

从食管入口自下喷涂碘溶液对上消化道早癌筛查患者进行食管染色。

2. 转化

目前已在临床广泛使用。

3. 临床应用

（1）时间和地点：2019 年 8 月至 2021 年 7 月，重庆大学附属肿瘤医院内镜诊疗中心。

（2）对象与方法：共选取 134 例上消化道早癌筛查患者，研究对象随机分为两组：顺染组和逆染组。顺染组，采用食管入口自下染色（A 组）；逆染组，采用从食管齿状线自上染色（B 组），对比两组食管碘染效果、碘液使用剂量、患者咽喉部碘灼烧的疼痛度（采用 VAS 评分记录疼痛程度）及口腔内碘液的残存情况（采用淀粉指示剂测定：用棉签收集咽部分泌物，将其放入淀粉指示剂中，若淀粉指示剂变成了紫色，则判定为阳性，如图 4、图 5 所示）。

（3）效果评价和优点：使用顺行碘染色与逆行碘染色同样有效，但顺行碘染色不仅减少了碘溶液的使用剂量，减少了对筛查患者食管黏膜的刺激，而且减轻了患者的痛苦，提高了安全性及患者的满意度。

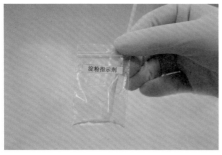

图4　淀粉指示剂阴性

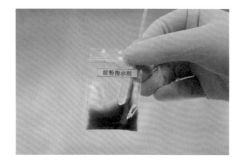

图5　淀粉指示剂阳性

4. 成果

（1）发表SCI论文1篇（图6）：Tian X, Yang W, Chen WQ. Comparative Efficacy and Safety of Anterograde vs. Retrograde Iodine Staining During Esophageal Chromoendoscopy: A Single-Center, Prospective, Parallel-Group, Randomized, Controlled, Single-Blind Trial[J]. Front Med(Lausanne), 2021, 8(22): 764111.

（2）获奖情况：重庆大学附属肿瘤医院2019年度护理新业务新技术三等奖（图7）。

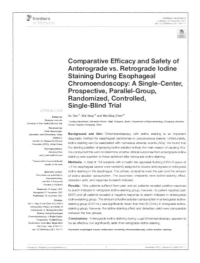

图6　论文首页

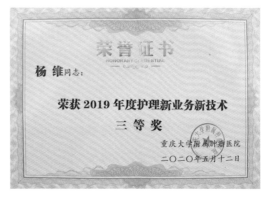

图7　获奖证书

5. 推广

该新技术具有用碘量少，对患者食管刺激小等优势。目前已联合重庆市十余家医院，启动了"中国消化道早癌医师共同成长计划科研项目（国家卫健委疾病控制局癌症早诊早治项目）"，进行多中心随机对照研究。

发明小启示

在内镜下和医生一起寻找病变，发现早癌是一件很自豪的事情。和医生一起"火眼金睛"识病变，和医生"心有灵犀"配合"消疾化险"，需要有扎实的专科理论知识，需要不断增强开拓创新能力。内镜路漫漫，我将不忘初心，砥砺前行，以专业技能不断"镜"取，不负韶华，"镜"善"镜"美。

放射性直肠炎给药的好帮手

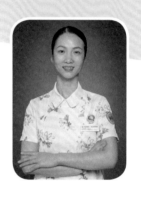

　　保护生命，减轻痛苦，增进健康是护士的专业职责。我作为肿瘤放射治疗中心的护士长，减少放射线这把"隐形的手术刀"带给患者的危害，降低放疗的并发症，守护放疗患者的健康就是我的职责。放射性直肠炎是直肠癌放疗患者常见的不良反应，主要表现为直肠刺激症状，如便意频繁、肛门坠胀、里急后重及脓血便等。直肠给药能有效减轻放射性直肠炎的症状。传统直肠给药方法为使用 50 mL 注射器连接吸痰管进行推药，易对直肠黏膜造成机械性损伤，药液停留时间短，且居家给药患者无法自行操作。为此，我和团队成员经过反复钻研与实践，设计了一种新型直肠癌放疗患者直肠给药装置，既可以增加药液停留时间、减少直肠黏膜的机械损伤，又方便患者自行给药。

技术上追求精益求精，服务上追求全心全意。

一、基本信息

新技术题目：一种新型直肠癌放疗患者直肠给药装置

专利号：ZL 2018 2 1361360.4

授权公告日：2019 年 11 月 22 日

发明人：汪春雨；宋素婷；王秋临；徐中菊

二、技术领域

该实用新型专利涉及临床护理领域，是一种放射性直肠炎给药装置。

三、发明内容

该装置包括螺旋储液瓶、乳胶尿管、通孔和气囊。储液瓶设计成螺旋状，能够使患者单手匀速地推注药液，避免对肠道黏膜的损伤。给药导管选择乳胶尿管，利用乳胶尿管材料的柔软性防止对肠道黏膜的损伤。通过设置气囊，可以利用尿管的气囊来固定导管位置，增加药液停留的时间，提高疗效。此外，该发明装置操作简单、方便，患者可自行给药，并且能增加药液停留的时间，具有良好的应用前景。详见图 1、图 2。

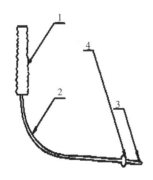

图 1　直肠给药装置示意图

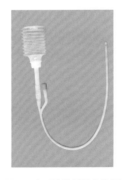

图 2　直肠给药装置实物图

注：
1—螺旋储液瓶；2—乳胶尿管；3—通孔；4—气囊。

四、转化与临床应用

1. 使用方法

当患者需要直肠给药时，护士向患者及家属进行宣教，讲解该装置的使用方法。使用前检查该装置是否处于完好状态，连接螺旋储液瓶和乳胶尿管，注入药液后，将乳胶尿管涂擦石蜡油后插入直肠。根据病变部位确定插入深度，到达指定位置后，充盈气囊固定尿管，以增加药液停留的时间，提高药物的疗效（图3）。此过程操作简单、方便，储液瓶螺旋状设计方便患者单手匀速地推注药液，避免对肠道黏膜的损伤；通过连接乳胶尿管，材料的柔软性可预防肠道黏膜损伤；利用尿管的气囊来固定排液孔在病变部位，增加药液停留的时间，提高药物的疗效。

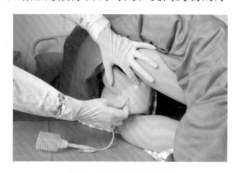

图3 直肠给药操作过程

2. 转化

目前已生产成品并投入临床使用。

3. 临床应用

（1）时间和地点：2018年3—12月，重庆大学附属肿瘤医院肿瘤放射治疗中心。

（2）对象与方法：选取直肠癌放疗进行直肠给药的患者100例，采用随机数字表法将纳入病例随机分为对照组（采用常规直肠给药法）和观察组（采用直肠给药装置），每组各50例。比较两组患者药液停留时间、放射性直肠炎治疗效果及患者满意度等。

（3）效果评价和优点：观察组药液停留时间、治疗效果及患者满意度均优于对照组。该装置操作简单、方便，患者可自行给药，还能延长药液停留病变部位的时间，促进放射性直肠炎的康复。使用至今，未发生因产品问题引发的不良事件和并发症。

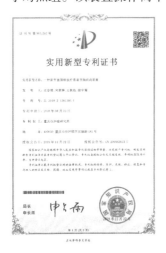

图4　实用新型专利证书

4. 成果

获国家实用新型专利，见图4。

5. 推广

该产品由于操作简单、使用方便，患者可自行给药，还能延长药液停留病变部位的时间，增加患者的舒适度，促进放射性直肠炎的康复。该装置已推广至居家患者直肠给药，得到一致好评。

> **发明小启示**
>
> 　　小发明、小创造彰显了大责任、大爱心。强烈的责任感，是临床护理人员创新的最大动力。这些小发明、小创造丰富了护理服务内涵，提高了患者舒适度、满意度，让患者享受更优质的护理服务，提高治疗效果，更有助于提升患者的生活质量。

放射性药物自动给药装置

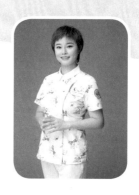

　　我叫刘红丽，是核医学科护士长，从事护理工作二十年。提到核素，可能大家首先联想到就是切尔诺贝利及日本福岛核电站，这些著名的核泄漏事件让人们对核辐射充满了恐惧。但是，科学家们却在放射性核素发出的射线中找到了能治疗疾病的方法，这让人又爱又恨。核素治疗就像一把锋利的"双刃剑"，治疗患者的同时还需要保护好医护人员，否则后果不堪设想。

　　核素中有 ^{131}I 的放射性药物，是碘的同位素，它疗效明确、价格低廉、副作用小，被广泛应用于甲状腺癌的治疗中。但 ^{131}I 并不是完美的，它的物理特性属于放射性毒素较高的核素，护士在分装 ^{131}I 和为甲状腺癌患者进行给药时，射线会透过皮肤对护士造成辐射，长时间接触射线对身体有害。因此，我们团队想设计一款能遥控给药的设备来代替护士近距离接触 ^{131}I 原液，从而减少放射性核素对护士的照射。经过反复实验、讨论、修改，我们成功地设计了一种放射性药物自动给药装置，它能让护士手拿遥控装置，通过铅玻璃窗进行分装和给药，极大地减少了 ^{131}I 对护士造成的辐射危害。

护士必须要有同情心和一双愿意工作的手。

一、基本信息

新技术题目：放射性药物自动给药装置的设计及应用

专利号：无

授权公告日：无

发明人：刘红丽

二、技术领域

该装置涉及临床护理领域，是一种减少护士与放射性药液接触的自动给药装置。

三、发明内容

该放射性药物自动给药装置由夹持注射器、电机、控制面板组成。亚克力材质的可夹持注射器，可夹持 2~50 mL 各种类型注射器；连接螺旋杆轴承由电机传送动力；控制面板能调节注射器前进、后退方向，并能根据需要调节推进、后退的速度，见图 1、图 2。按下手动按键，即可手动控制前进和后退，松手即停止推注，见图 3。

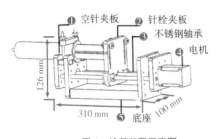

图 1　给药装置示意图

注：
1—空针夹板；2—针栓夹板；3—不锈钢轴承；4—电机；5—底座。

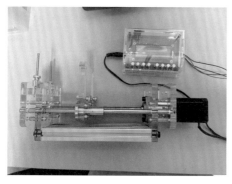

图2 给药装置实物图

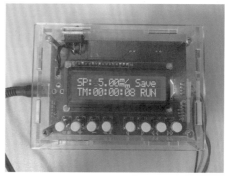

图3 放射性药物自动给药装置控制器

四、转化与临床应用

1. 使用方法

护士在给药前检查该装置运行情况，向患者讲解、演示给药方法，患者用一次性纸杯对准注射器便可接药。护士将装有 ^{131}I 的注射器放于自动给药装置上，关上通风橱操作口，通过铅玻璃观察给药过程。护士手持操作控制器进行推药。给药完毕后，护士取出注射器按放射性废物处理。此过程护士可以轻松安全地通过操作控制器来进行给药，减小近距离接触 ^{131}I 原液可能对护士健康造成的不良的影响，详见图4、图5。

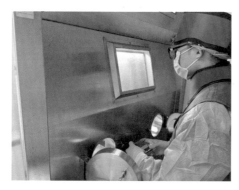

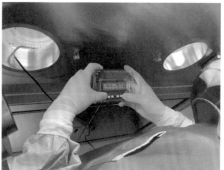

图4 护士在通风橱外操作放射性药物自动给药装置

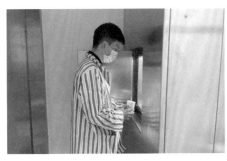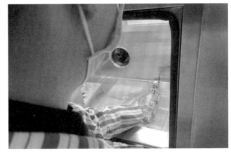

图5 患者通过放射性药物自动给药装置接药

2. 转化

目前已生产成品投入临床使用。

3. 临床应用

（1）时间和地点：2020年3—12月，重庆大学附属肿瘤医院核医学科。

（2）对象与方法：选取50例患者采用自动给药装置进行给药，调查了解护士暴露在原液辐射区域的时间及护士满意度。

（3）效果评价和优点：结果显示，护士暴露在原液辐射区域的时间明显减少，极大地降低了 ^{131}I 对护士造成的辐射危害，护士满意度明显提升。

4. 成果

无。

5. 推广

该装置由于辐射防护效果明确、成本低廉、安装方便，已在重庆市云阳县人民医院核医学科推广使用，临床医护人员反应良好。

发明小启示

放射性核素无色无味，看不见也摸不着，将它运用好，能治疗疾病造福患者，但同时也需要防范辐射给工作人员带来的伤害风险。这一次小发明，减少了护士与放射性原液的接触，也触发我们更多地运用辐射屏蔽知识，不断思考如何解决辐射防护的问题，更好地保护从事核医学的工作人员。

智行天下

——用于肝胆外科手术的智能辅助系统

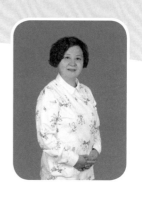

　　看！照片上的我，名叫叶敏，是一名从事护理工作三十余年的资深护士。身边曾有人问我，多年的护理工作是否会感到枯燥，我的答案是肯定不会，其中诀窍便是在重复的工作中永远保持创新的热情，不断发现问题，并找到解决方法。在工作过程中，我发现大部分肝胆疾病的治疗是通过外科手术解决的，在进行外科手术时，由于肝、胆组织周围的血管密集程度较高，即使很小的操作失误，也容易导致大量出血情况的发生，手术风险非常高。因此我想如果能够发明一种手术系统，包含一个导航装置，该导航装置可以扫描人体，生成一个虚拟人体地图，并通过在手术器械上设置定位传感器来确定手术器械的实时位置，同时将该实时位置在虚拟人体地图上显示出来，达到精确定位的目的，在手术器械接近危险位置时及时发出警报，将能够极大减少手术风险，保障患者的生命安全。

但行好事，莫问前程！

一、基本信息

新技术题目：一种用于肝胆外科的手术系统

专利号：ZL 201710607169.7

授权公告日：2018 年 7 月 6 日

发明人：叶敏；曾建挺；王瑜；罗鲜樟；王春梅

二、技术领域

该发明涉及医疗器械技术领域，是一种用于肝胆外科的手术系统。

三、发明内容

该发明提供的手术系统，包括导航设备组、手术设备组、传动设备组、供电设备组。其中，导航设备组用于生成带肝组织和 / 或胆组织的 3D 人体图像。手术设备组配置有种类丰富的手术工具。导航设备组通过光学跟踪定位系统、定位传感器和追踪传感器确定手术工具的位置，实现通过手术导航方式指导手术者进行手术。传动设备组可将扫描和手术两个过程连为一体。供电设备组的供电方式安全、可靠。详见图 1、图 2。

四、转化与临床应用

1. 使用方法

具体实现过程，本发明提供的手术系统扫描人体，生成一个虚拟人体地图，并通过在手术器械上设置定位传感器来确定手术器械的实时位置，同时将该实时位置在虚拟人体地图上显示出来，达到精确定位手术器械的目的，在手术器

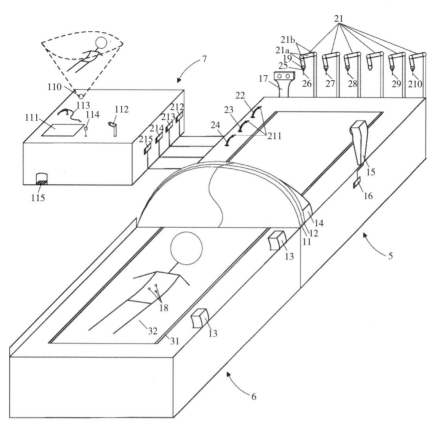

图1　用于肝胆外科的手术系统的结构示意图

注：

5—手术台；6—扫描台；11—断层扫描仪；12—MR
扫描仪；13—雷达成像仪；14— 3D 图像生成器；15—摄
像仪；16—偏离警报器；17—光学跟踪定位系统；18—定
位传感器；19—追踪传感器；21—关节型夹持臂；22—软
管夹持臂；23—硬管夹持臂；24—刚度可调式夹持臂；
21a—机械臂；21b—机械关节；25—机械夹爪；25a—钳口；
25b—夹爪；25c—防滑板；26—钻头；27—磨刀；28—刨刀；
29—射频消融电极；31—轨道；32—传动皮带；110—投
影显示器；111—触摸显示屏；112—话筒；113—耳麦；
114—摇杆控制器；115—脚踏控制器；210—超声碎石器；
211—内窥镜摄像头；212—旋转动力输出器；213—射频
能量输出器；214—超声能量输出器；215—内窥镜冷光源。

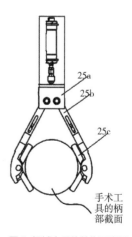

图2　机械夹爪的结构示意图

械接近危险位置时及时发出警报，从而提高了肝胆外科手术的精度，降低了手术风险，保障患者的生命安全。

2. 转化

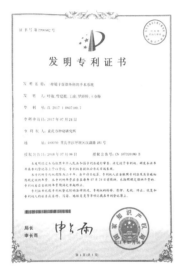

图3 发明专利证书

该系统产品处于优化研发阶段，需要进一步完善后投入临床使用。

3. 临床应用

无。

4. 成果

获国家发明专利，见图3。

5. 推广

虽然本装置还在完善优化阶段，但设计的智能导航、3D呈现术中区域、智能辅助手术工具等理念值得推广应用。

发明小启示

护士，需要刻苦钻研、勤于思考、勇于创新。这些创新并非出于"诗意般的情怀"，对患者和工作有用才是王道。护士通过不断地创新、改变，期望能进一步满足患者新的、深层次的需求，让更多患者获益。

一种可调节压力传感器 固定装置

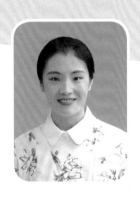

　　我叫韩宇，在介入室两年多的临床护理工作中，我和我的医护伙伴们完成了多例介入手术患者的治疗。压力传感器，别看它只有小小的个头，却是用于连续监测介入术中有创动脉血压或中心静脉压的"桥梁"，由于其固定位置必须与患者腋中线处于同一水平面，因此我们总是将压力传感器用胶布反复缠绕固定于输液杆上，但是该方法既不牢固，也不美观，还降低了护士的工作效率。基于此，我科设计了一款可调节压力传感器固定装置，该装置不仅可以使压力传感器妥善固定于输液杆上，还可使操作简单便捷，并能反复使用。

护士必须要有同情心和一双愿意工作的手。

一、基本信息

新技术题目：一种可调节压力传感器固定装置的制作与应用

专利号：无

授权公告日：无

发明人：韩宇；王兴芳；兰花；高丽；黄洋；谢琼

二、技术领域

该新技术属于临床护理器材，是一种可调节压力传感器的固定装置。

三、发明内容

该固定装置分为三部分：第一部分为可调节固定装置，由可旋转螺杆①和固定凹槽②组成，用于将传感器固定于输液杆上；第二部分为连接装置③，用于连接第一部分和第三部分；第三部分为传感器卡扣板，每块板由3个卡扣组成，分别为卡扣一④、卡扣二⑤、卡扣三⑥，用于固定传感器。见图1、图2。

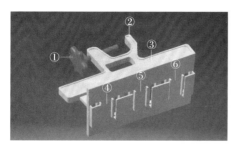 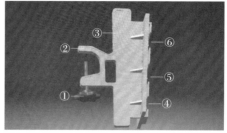

图1 传感器固定装置立面图　　　　　图2 传感器固定装置俯视图

注：
　　1—可旋转螺杆；2—固定凹槽；3—连接装置；4—卡扣一；5—卡扣二；
6—卡扣三。

四、转化与临床应用

1. 使用方法

冠脉介入手术时先将该装置固定于输液杆上（图3），再将传感器（图4）固定于该装置上（图5），高度与患者腋中线处于同一水平面，操作完毕后用75%的酒精擦拭消毒。

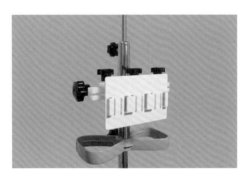

图3　传感器固定装置侧面使用图

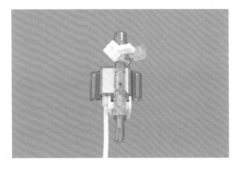

图4　传感器实物图

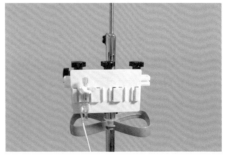

图5　传感器固定装置使用图

2. 转化

目前已生产成品并投入临床使用。

3. 临床应用

（1）时间和地点：2021 年 3—12 月，重庆大学附属肿瘤医院。

（2）对象和方法：选取我院普通内科冠脉造影及介入治疗患者，随机分为实验组与对照组各 70 例，实验组为患者在冠脉造影或介入治疗时用传感器固定装置固定传感器于输液杆上，对照组使用传统胶布固定法，对比护士及医生的满意度、手术时间、传感器固定松动台次。

（3）效果评价和优点：医护人员在使用传感器固定装置将传感器固定于输液杆后，满意度明显提高，且传感器固定时间明显缩短，固定松动次数显著降低。使用本产品至今，未发生因产品问题引发的不良事件和并发症，得到医生和护士的高度认可。

4. 成果

无。

5. 推广

该产品固定稳妥、使用方便，并可反复使用，无不良并发症，现已常规应用于普通内科冠脉造影及介入治疗中。

发明小启示

小发明显大智慧。从小发明的构思到临床应用是护理工作认真和负责的另一种体现。它使我更加积极主动地在工作中探索和总结，通过不断地实践，科学解决问题，从而使我的思维更加开阔，动手能力也得到提升，在为患者带来福音的同时，也提高了工作效率及护理质量。创新驱动发展、创新成就未来，我们需要在日常烦琐的工作中不断探索，以创新促进自身进步，用创新推动医院发展。

一种用于 PICC 置管患者的热敷装置

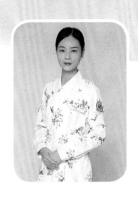

　　大家好，我是徐禄香，一名以真心、爱心、耐心、细心和热心倾注于患者健康的护士小姐姐。在我们科室，大部分化疗患者需要置入 PICC 导管。置管护士总是以精湛的技术置入导管，为患者的化疗保驾护航。患者置入 PICC 导管，可能会出现静脉炎、静脉血栓等并发症。护士常常指导患者在置管早期采用毛巾热敷的方式来预防这些并发症。我在工作过程中发现：置管患者存在热敷依从性差和热敷不规范等问题，如热敷毛巾滑脱、热量散发快、热敷液浸湿衣被等，导致热敷效果不理想，影响患者舒适度及满意度。因此，我和团队的小伙伴们设计了一款充电加热的 PICC 热敷装置，具有热敷温度恒定及妥善固定于 PICC 置管侧上肢的准确部位等优点。同时，设计了可折叠热敷区满足不同臂围患者需要，从而提高了患者热敷依从性和规范性，有效预防了置管后机械性静脉炎及 PICC 导管相关性静脉血栓的发生，提高了患者舒适度及满意度。

如明灯照亮患者康复之路，
如阳光温暖患者心灵之旅。

一、基本信息

新技术题目：PICC 热敷装置

专利号：ZL 2021 2 0903928.6

授权公告日：2021 年 12 月 17 日

发明人：徐禄香；刘婷婷；段惠君

二、技术领域

该实用新型专利涉及加热装置的技术领域，是一种 PICC 热敷装置。

三、发明内容

该热敷装置包括可折叠区和热敷主体两部分组成，见图 1。热敷主体 2 的左右两侧，分别设有配合折叠的连接件 1 和 3，魔术贴通过缝制与可折叠连接件 1 和 3 固定连接。热敷主体 2、连接件 1 和 3 内设有发热单元，发热单元采用电热丝。热敷主体通过电源线连接开关按键和插头。使用时，将热敷主体 2 置于患者手臂待热敷处，通过连接件 1 和 3 将热敷主体 2 固定在患者手臂。热敷时，可根据患者臂围调节热敷范围，通过调节缝制于连接件 1 和 3 上面的魔术贴即可。当插头连接电源后，通过开关键控制发热单元的启动和停止，通过温度调节键可调节热敷温度的范围，见图 2。

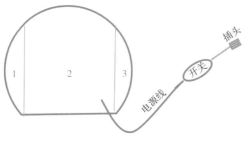

图 1　PICC 热敷装置结构示意图

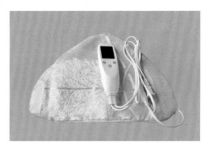

图 2　PICC 热敷装置实物图

注：
1—连接体；2—热敷主体；3—连接体。

四、转化与临床应用

1. 使用方法

患者 PICC 置管前，责任护士向患者及家属讲解该装置的使用方法。患者 PICC 置管后，责任护士检查该装置是否处于备用状态后，协助患者使用该装置进行置管侧肢体热敷。热敷时，首先将装置主体置于 PICC 穿刺点上方 5~10 cm 至肩关节处，根据患者臂围，通过魔术贴调节合适大小并粘贴固定于患者上臂。

然后，将装置插头连接插座，点击开关键，调节温度键选择合适温度 (40~60 ℃)，再点击时间键选择热敷时间。热敷时根据患者个体情况，患者取坐位、卧位均可。此过程中，热敷的温度、时间和范围恒定，既保证了热敷效果，又提高了患者热敷的依从性、舒适度和满意度，见图 3。

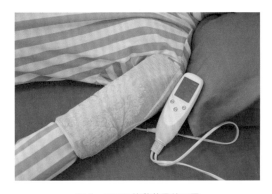

图 3　PICC 热敷装置使用图

2. 转化

目前已生产成品投入临床使用。

3. 临床应用

（1）应用时间和地点：2021 年 7—12 月，重庆大学附属肿瘤医院血液肿瘤中心。

（2）应用对象和方法：随机选取 PICC 置管患者，分为实验组 66 例，对照组64例，实验组患者在置管后使用PICC热敷装置热敷，对照组使用毛巾热敷，对比两组热敷方式依从性、规范性、舒适度、满意度，以及导管相关静脉炎和血栓发生率。

（3）效果评价和优点：两组热敷方式依从性情况：实验组热敷时间达标率100%，热敷天数达标率95.62%；对照组热敷时间达标率93.33%，热敷天数达标率93.54%，差异有统计学意义（$P<0.05$）。两组热敷方式规范性情况：实验组热敷范围合格率93.47%，热敷温度合格率97.82%；对照组热敷范围合格率87.09%，热敷温度合格率80.64%，差异有统计学意义（$P<0.05$）。舒适度、满意度情况：实验组舒适度8.24分，满意度8.82分；对照组舒适度6.76分，满意度6.53分，差异有统计学意义（$P<0.05$）。两组均未发生导管相关静脉炎和血栓。

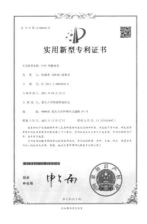

图4　实用新型专利证书

4. 成果

获国家实用新型专利，见图4。

5. 推广

该PICC热敷装置温度恒定，热敷区可折叠，满足不同臂围患者需要，从而提高患者热敷依从性和规范性，可有效预防置管后机械性静脉炎及PICC导管相关性静脉血栓的发生。目前该装置已在多个科室推广使用，得到患者、家属及医务人员的好评。

发明小启示

　　时代日新月异，变化每时每处。创新是进步的灵魂，是护理事业向前发展的不竭动力，专业的发展需要技术创新与服务模式创新相辅相成。本次小发明的设计、制作与应用过程是对我思维创新与实践创新的一次实战锻炼，它使我学会与团队共同努力，不断解决临床问题。我们一直在努力，不断充实丰富自我；我们一直在探索，为患者提供多元化服务。

ICU 谵妄评估信息化模块的设计与应用

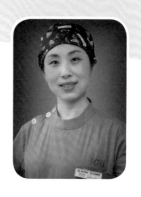

　　重症监护病房（Intensive Care Unit，ICU），很多人一听到这个名字就有点害怕，总是联想到风险大、压力大、强度大这些词汇。在这里，我们时刻准备着与死神作斗争。生命是脆弱的，但生命又何尝不是顽强、坚韧不摧的呢！在工作中，你会遇到这样的患者吗？"护士护士，你看天花板上有一条蛇。""快点快点，让我回去，我要回家遛狗。"出现这种情况，该怎么办？不用担心，我来帮您解答。这是谵妄，属于意识障碍，是以高级神经中枢兴奋性增高为主的急性功能失调状态。在意识清晰度降低的同时，出现注意力丧失、认知障碍以及包括时间、地点、人物在内的定向力障碍，并产生大量的幻觉、错觉。工作中，护士们运用纸质版 ICU 意识模糊评估量表对谵妄进行评估，存在评估耗时、护理记录错误、记录缺失、易漏项等问题。因此，如何快速准确评估谵妄，进行早期干预，我们护理团队潜心思考，借助重症监护系统，运用电子系统化的结构流程，ICU 谵妄评估信息化模块的设计孕育而生，只需要按照操作步骤，便能准确地进行谵妄评估，提高谵妄评估的及时性、准确性。

将来的你，一定会感谢现在努力的自己。

一、基本信息

新技术题目：ICU 谵妄评估信息化模块的设计及临床应用

专利号：无

授权公告日：无

发明人：肖正权；聂菁；李文均；张进

二、技术领域

该新技术涉及临床护理领域，是一种结构化、标准化的评估流程。

三、发明内容

ICU 谵妄评估信息化模块的设计以 ICU 意识模糊评估量表（CAM-ICU）及信息化评估路径图为指导，成立专家团队，对谵妄评估信息化模块进行结构化的设计，由专人负责与信息工程师进行沟通，将模块植入临床重症信息系统，模块界面设计按照 CAM-ICU 信息化评估路径图完成，自动从重症信息系统中提取 RASS 镇静躁动评分或 Glasgow 昏迷评分（GCS 评分）并进行判断。CAM-ICU 包括 4 个特征：特征一为意识状态的急性改变或波动；特征二为注意缺损；特征三为思维紊乱；特征四为意识水平改变。当特征一和特征二均为阳性，同时合并特征三或特征四阳性时，患者存在谵妄。信息化谵妄模块通过自动整合临床重症信息系统中的相关数据，采用路径图的形式帮助护士梳理 CAM-ICU 的评估流程，并将特征三与特征四的评估顺序进行调整优化，能自动判断评估结果。简化评估流程，节省护士评估所需的时间，最终制订 CAM-ICU 信息化评估路径，如图 1 所示。

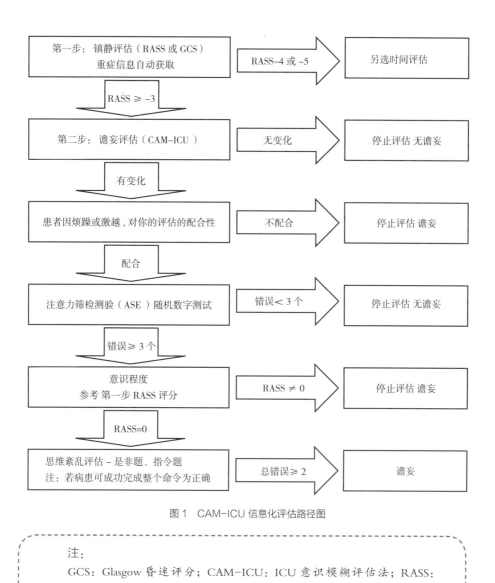

图1　CAM-ICU信息化评估路径图

注：
　　GCS：Glasgow昏迷评分；CAM-ICU：ICU意识模糊评估法；RASS：Richmond镇静躁动评分。

四、转化与临床应用

1. 使用方法

对于谵妄高危的患者，护士采取重症信息系统谵妄评估量表进行特征一的判断，规则为过去 24 小时内 RASS 评分或 GCS 评分的波动情况，有波动者可判断特征一为阳性，无波动者再与患者本次入院前意识水平进行比较，有改变者特征一亦为阳性，点击自动跳入下一步评估，若特征一为阴性，则评估停止，谵妄阴性。特征二由责任护士对患者进行注意力筛检测验评估，根据评估结果点击错误 <3 个，则评估停止，谵妄阴性；点击错误 ≥ 3 个自动跳入下一步评估。特征四的评估也从重症信息系统中自动提取 RASS 评分，只在当前时间节点的 RASS 评分为"0"时才继续下一步即特征三的评估。每一步由护士点击录入，模块自动判断无需人工判断，若已得出谵妄诊断就结束评估，若未能得出谵妄诊断则模块继续激活下一步的评估直至评估结束。CAM-ICU 信息化标准评估界面见图 2。

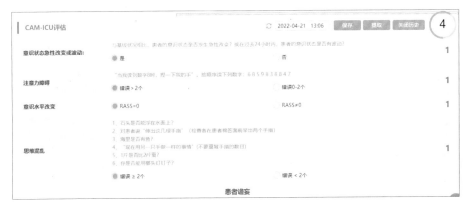

图 2　CAM-ICU 信息化标准评估界面

2. 转化

已投入临床使用。

3. 临床应用

（1）时间和地点：2020 年 8 月至今，重庆大学附属肿瘤医院重症医学科。

（2）对象与方法：谵妄高危患者 60 例，采用 ICU 谵妄评估信息化模块进行评估。设计调查表，比较护士采用信息化模块评估与既往纸质版评估两种方式所需的评估时间、护士满意度。

（3）效果评价和优点：ICU 谵妄评估信息化模块简化了评估流程，护士评估谵妄的时间减少，护士满意度提升，优化了重症护理管理工作流程，值得临床推广。

4. 成果

该项目为重庆市科卫联合科研课题《肿瘤重症患者亚谵妄综合治疗方案构建及应用》奠定研究基础，为后期收集研究数据提供了软件平台。

5. 推广

谵妄标准化评估信息系统操作简单，便捷，评估准确率高，已在重庆大学附属肿瘤医院临床使用，并推广至重庆市其他医疗机构。

发明小启示

急患者所急，想患者所想。开动脑筋解决工作中遇到的实际问题，护士的小发明、小创造彰显了大责任、大爱心。标准化、信息化的结构流程，节约了患者和护士的宝贵时间。在工作中，我勤学善思，以患者为中心，简化工作流程，竭尽全力提供"优质、高效、低耗、满意、放心"的医疗服务。

化疗药输注提示功能信息模块的开发应用

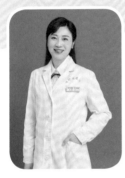

我是静脉用药调配中心的刘玲，从事静脉用药调配中心管理工作五年余。一直以来，我和我的同事们本着"以患者为中心，以临床服务为核心"的宗旨，通过对医嘱审核、药物调配等方式，为保障患者用药安全，促进临床合理用药而不懈努力着。在工作中，我们经常会接到临床护士这样的电话询问，"氟尿嘧啶输注时需要避光吗？""环磷酰胺配好后病人暂时不能输，我应该怎样保存呢？""患者外出，配好的多西他赛室温下放置了3小时，还可以继续使用吗？"……护士并非药学专业人员，如果能开发一个专门用来提示护士安全用药功能的系统软件，不仅能解决临床护士的困惑，更能使我们的服务质量关口前移，岂不是双向共赢？于是，经过团队反复的调研与讨论，我们乘着"互联网＋"的东风，在现有静脉用药调配信息系统基础上研发了"智能化提示化疗药输注要点功能的系统软件"。护士只需使用PDA扫描输液标签上的二维码，即可获得详尽的化疗药物临床安全用药的智能提示，如是否避光输注、成品保存时间、成品保存方式、滴速、不良反应等，不仅为护理人员提供了极大的便利性，同时也进一步提升了用药规范性，确保了用药安全。

用真心、用智慧、用责任为安全守护，把隐患摒除。

一、基本信息

新技术题目：智能化提示化疗药输注要点功能的开发及应用

版权登记号：渝作登字 –2021–A–00014672

登记日期：2021 年 6 月 16 日

发明人：刘玲；刘宇；任敏；邢昌翠

二、技术领域

该技术涉及信息技术领域，是一种具有化疗药输注智能化提示功能的信息软件系统。

三、发明内容

该技术是利用计算机原理和技术，在静脉用药调配信息系统的基础上，通过信息平台交互的方式，在系统中增加化疗药物输注要点信息模块。工作人员在不改变原有操作习惯的前提下，将化疗药物临床安全使用提示信息录入系统模块中，根据规则关系将输注要点与化疗药进行匹配。在移动护理工作站建立链接，与静脉用药调配管理系统进行交互，读取患者输液信息以及化疗药物安全用药引导数据，进一步在掌上电脑（Personal Digital Assistant, PDA）中增加"化疗药物查询"条目，从而通过 PDA 扫描输液标签上系统生成的二维码，将化疗药物临床安全使用提示数据在 PDA 移动客户端展示出来，见图 1。

该技术通过系统间的交互，实现平台间互联互通。使用时，护士将 PDA 对准输液袋上的二维码，即可出现对应的患者信息及化疗药物临床安全使用提示信息。提示信息除常规溶媒种类、溶媒体积、浓度外，还包括成品储存方式、成品储存时间、不良反应、输注顺序等，内容全面、操作简单，可随时根据临床需求进行个性化调整。

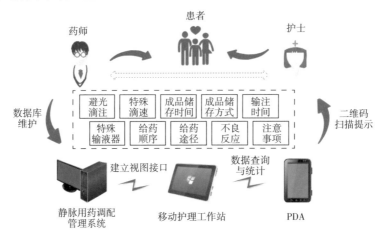

图 1　智能提示平台构建闭环流程

四、转化与临床应用

1. 使用方法

使用时，护士在 PDA 中点击"化疗药物查询"选项，屏幕即出现"请扫医嘱条码"字样，将 PDA 对准输液袋上的二维码扫描，即可弹出患者输液信息及对应化疗药物临床安全使用提示信息，如溶媒种类、溶媒体积、输注时间、成品储存方式、成品储存时间、不良反应、输注顺序等，见图 2、图 3。

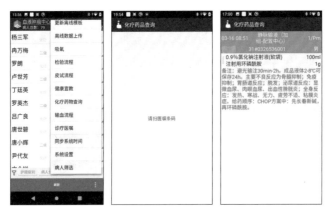

图 2　化疗药物临床安全使用智能提示平台操作步骤

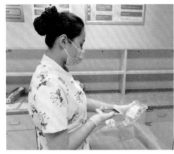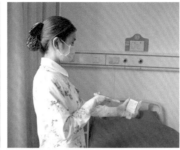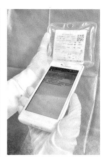

图3 护理人员使用智能提示功能图

2.转化

目前该功能已上线并投入临床使用。

3.临床应用

（1）时间和地点：2020年5月至2021年4月，重庆大学附属肿瘤医院。

（2）对象与方法：采用电子问卷的形式，选取使用量排名前20的化疗药品制作成调查问卷，对400名护士进行问卷调研（筛选已使用平台的护士进行使用后的问卷调研），比较软件使用前后，护士的化疗药物知识掌握率、化疗给药操作正确率以及护士满意度。

（3）效果评价和优点：结果显示，应用该系统后，护士对化疗药物知识掌握情况（包括避光、储存方式、成品液体储存时间、输注时间、给药顺序）较系统使用前有显著提升（$P<0.01$）；化疗给药操作正确率（化疗药物避光输注、配置后化疗成品储存方式、配置后化疗成品存放时间、化疗药输注时间、科室输液器类型、化疗药联合输注顺序）较系统使用前有显著提升（$P<0.01$）；护士满意度显著提升（$P<0.01$）。该系统提示内容全面、操作简单，可随时根据临床需求进行个性化调整，在提升护士化疗用药的规范性、促进患者用药安全性方面具有良好的效果，是静配中心开展信息化、智能化服务的实践探索。

4.成果

（1）课题：2020年重庆市沙坪坝区决策咨询与管理创新项目《药学信息系统联合移动护理工作站促进化疗药用药安全功能的开发及应用》（图4）。

（2）论文：《化疗药物安全使用智能提示平台用于护士站的效果评价》，《中国药业》杂志已接收。

（3）2021年中国肿瘤学大会壁报交流：《化疗药安全用药智能提示平台的构建和应用研究》。

5. 推广

该系统提示内容全面，操作简单，已向重庆市中医院、丰都县人民医院、河南省肿瘤医院进行推广，获得一致好评（图5）。

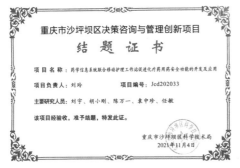

图4　结题证书

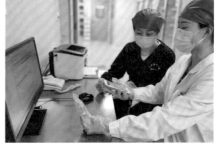

图5　向其他医院推广

发明小启示

　　我们基于静脉用药调配中心日常工作，结合"互联网+"的发展理念，研发出一种操作简单的用药提示功能软件，这是我们静配中心在开展信息化、智能化服务方面的实践探索，旨在为临床提供优质服务、为患者的安全保驾护航。我们深知，只有从实际出发，才能提供最贴近临床实际应用的服务。创新来自反思，服务永远在路上。

新型自动化医用锐器处理器

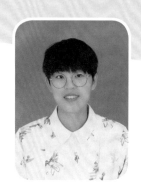

　　我们是护士中的特殊群体，来自 I 期病房（临床研究病房）的研究护士。在我们科，有一种试验叫作生物等效性试验，一次试验需要几十名志愿者在用药后短时间内大批量反复采集药代动力学血液，我们需要在一分钟内完成一名志愿者的血液采集，并完成留置针封管，时间十分紧迫，操作过程中容易发生针刺伤。如果锐器盒能够自动取下空针针头，既可以节约时间，又可以避免针刺伤的发生，将有助于工作的开展。为此，我们团队经过反复思考，不断调研，设计了一款自动化医用锐器处理器，它能自动分离空针针头，自动剪掉输液器针头，并进行锐器的收集，减少职业暴露风险。

敬生究效，因你成药。

一、基本信息

新技术题目：新型自动化医用锐器处理器

专利号：无

专利公告日：无

发明人：彭春艳；伍青

二、技术领域

该新技术涉及临床护理，是一种自动化医用锐器处理器。

三、发明内容

该装置由电机、电磁铁、输液器软管插入口、红外开关、提拉式把手、锐器收集盒、针头检测开关、充电口等部分组成。自动化医用锐器处理器带有感应式刀片切割装置，刀片切割系统安装在顶部，切割方式采用螺旋式旋转切割，刀片为粉碎机类似不锈钢刀片。装置设有集成电路板，可控制螺旋刀片工作程序。装置设有蓄电池，可为注射器脱针系统及刀片切割系统供电。接通电源后，输液器软管采用螺旋刀片旋转切割。装置设有可拆卸式针头收集器，收集器为一个独立的容器，可收集注射器针头和输液器针头。工作原理设计如图1所示。

该锐器处理器主要功能是将用后注射器、输液器的针头自动分离并收集。当注射器插入本设备 d 时，红外开关 e 自动检测到注射器针头并启动直线电机或者电磁铁 b 推动楔形脱针器 g 取掉针头收集在 j 盒子里。当输液器软管插入 c 口后，f 感应开关检测到针头并运行 a 电机带动刀片切下带针头的输液器软管部分并收集在盒子 j 内。j 为集中放置针头的盒子，k 为针头检测开关，m 为采血针投入口。当 k 检测到针头装满后，声音或灯光提示更换新的锐器盒。该装置带有充电电池 h 和充电口 L，可充电反复使用。该装置的针头收集盒 j 为临床目前使用的锐器盒，当针头装满后直接取出更换新的锐器盒即可，i 为提拉式把手，可以分离锐器盒 j 与锐器处理装置。

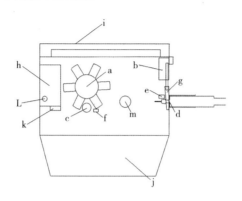

图 1　自动化锐器处理器示意图

注：
　　a—电机；b—电磁感应器；c—输液器软管插入孔；d—注射器针头插入孔；e—红外感应开关；f—针头感应孔；g—气压脱针器；h—蓄电池；i—手提式把手；j—锐器收集盒；k—针头检测开关；L—充电口；m—采血针投入口。

四、转化与临床应用

1. 使用方法

将新型自动化医用锐器处理器安装在传统的锐器盒上。当需要处理空针针头时，直接将针头插入锐器处理器针孔，锐器处理器将自动分离针头。当需要处理输液器针头时，直接将输液器软管部放入锐器处理器剪切装置处，锐器处理器将自动剪下针头，详见图 2、图 3。

2. 转化

目前已生产成品并投入临床使用。

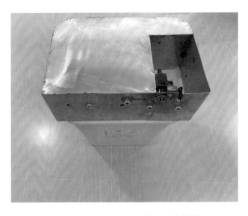 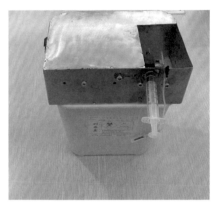

图2　新型自动化锐器处理器实物图　　　　图3　新型自动化锐器处理器处理锐器示意图

3.临床应用

（1）时间和地点：2021年1—12月，重庆大学附属肿瘤医院Ⅰ期病房（临床研究病房）。

（2）对象与方法：选取重庆大学附属肿瘤医院Ⅰ期病房（临床研究病房）的10名护士做锐器处理的自身前后对照，2021年1—6月，护士采用临床常规锐器手动处理方法，2021年7—12月采用新型自动化医用锐器处理器，比较前后两组的锐器处置时间、针刺伤发生率及护士满意度。

（3）效果评价和优点：新型自动化医用锐器处理器使用方便、快捷、安全，可有效缩短锐器处置时间，提高护士满意度，预防针刺伤发生。该装置使用至今，未发生因产品问题引发的不良事件。

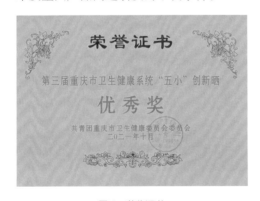

图4　获奖证书

4.成果

获第三届重庆市卫生健康系统"五小"创新晒"优秀奖"（图4）。

5.推广

该装置可有效缩短医用锐器的处置时间，减少医护人员针刺伤发生。目前我团队拟将锐器处理器批量化生产，推广至其他医疗卫生机构使用。

发明小启示

生活中不缺少创新和发明，而是缺少一双"发现"的眼睛。要想在日常护理工作中发现问题、提出问题、解决问题，就要克服惯性思维和惰性心理，培养善观察、勤思考的工作习惯，这既是护理工作对于我们的要求，也是自我进步、自我发展的需要。

第二篇
护理用具篇

胸腹部术后患者多功能助力康复带

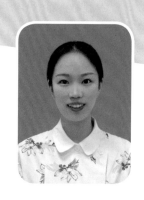

　　小发明，大用途。大家好，我是谢敏雪，从事胸外科护理工作十余年。一次偶然机会，我在护理工作中发现胸腹部术后患者早期从仰卧位向坐位过渡时，由于身体虚弱无力，自主起身困难，甚至牵拉伤口及引流管，导致身体疼痛及不适。因此我想设计一个小神器以增强患者术后舒适感，并促进患者早日康复。于是，我和团队成员经过多番头脑风暴，设计了一款适用于胸腹部外科术后患者使用的多功能助力康复带，它能最大限度地减轻术后患者起床时所引起的疼痛不适感，降低管道意外滑脱的风险，同时能帮助患者肢体功能锻炼，提升患者满意度，促进患者快速康复。

本本分分做事，踏踏实实做人。

一、基本信息

新技术题目：多功能康复带

专利号：ZL 2019 1 0785208.1

授权公告日：2021 年 5 月 18 日

发明人：谢敏雪；阳仁美；袁文秀；李正芳；朱浩；曾未多；李娅；颜莹

二、技术领域

该国家发明专利涉及临床护理，是一种多功能助力康复带。

三、发明内容

多功能康复带包括连接带、抓带、床尾栏杆、握力圈等结构。康复带设置两条相对的连接带 1，连接带的尾端均设有用于连接病床床尾的调节式连接结构，两个连接带 1 之间固接有五条横向的抓带 2，连接带 1 与抓带 2 共同围成梯形结构。抓带 2 上均固接有缓冲层 18，缓冲层 18 上均开设有防滑槽 19。位于顶端的抓带 2 上连接有可拆卸的握力圈 4，抓带 2 与握力圈 4 的具体连接方式为：抓带 2 的中部固接有两个相对设置的可扣合的卡槽，握力圈 4 可安装在卡槽内，实现了握力圈 4 与抓带 2 的连接。握力圈 4 的握力值可分别调节为 30 磅、40 磅、50 磅，分别适用于术后早期患者、术后康复期女性患者、术后康复期男性患者。握力圈 4 上固接有防滑层 17，其材质为橡胶。在本技术方案中，通过将康复带本体设置成梯形结构，符合人体工学设计不仅能够提高康复带的连接稳定性，还能够在患者起身过程中达到省力的效果。见图 1—图 3。

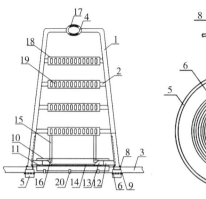
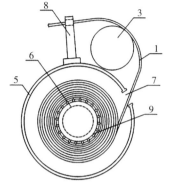
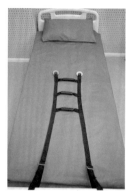

图1 多功能康复带示意图　　图2 卷轴剖面图　　图3 多功能康复带实物图

注:
　　1—连接带；2—抓带；3—床尾栏杆；4—握力圈；5—绕卷轴；6—绕卷锟；
7—操作口；8—连接环；9—线位套；10—支撑块；11—支撑槽；12—稳固快；
13—第一楔形块；14—弹性带；15—抵杆；16—第二楔形块；17—防滑层；
18—缓冲层；19—防滑槽；20—绑带。

四、转化与临床应用

1. 使用方法

　　手术前，责任护士向患者及家属宣教该装置的使用方法。手术当日，检查该装置是否处于备用状态并将该装置安装于床尾，告知患者术后回病房清醒后方可使用此装置。当胸腹部术后患者需要由仰卧位转换到坐位时，仅需要用双手着力，紧握抓带，一梯一梯逐步完成半卧位、坐位的双向过渡（图4）。该过程轻松、安全，患者通过借助康复带实现了自主起身，无须家属或者医护人员帮助，极大减轻了对胸腹部手术伤口的牵拉，减少了患者体位变换的疼痛感，避免了患者由半卧位到坐位过程中导管脱落的风险，还可通过握力圈（图5）进行患侧肢体功能锻炼，起到辅助患者锻炼肌肉力量的效果。

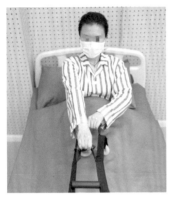
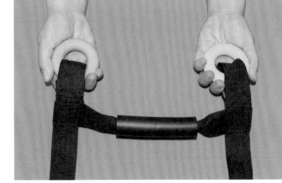

图 4　体位转换手拉带　　　　　　　　　　　图 5　肢体功能锻炼

2. 转化

目前已生产成品并投入临床使用。

3. 临床应用

（1）时间和地点：2019 年 3—12 月，重庆大学附属肿瘤医院胸部肿瘤中心。

（2）对象与方法：随机选取胸部肿瘤中心术后患者，分为实验组与对照组各 100 例。实验组患者在术后康复过程中使用多功能助力康复带，对照组按照传统方法进行宣教和活动，对比两组患者术后疼痛情况、患侧肢体肌力、管道意外滑脱率。

（3）效果评价和优点：两组患者术后不同时间 NRS（数字疼痛评分）评分比较，对照组 (4.66 ± 0.91) 分，实验组 (3.29 ± 0.89) 分，差异有统计学意义 ($P<0.05$)。对照组患侧肢体肌力评分为 (3.11 ± 1.09) 分，实验组患侧肢体肌力评分为 (3.29 ± 1.19) 分，差异有统计学意义 ($P<0.05$)。对照组和实验组均未发生导管意外滑脱事件。本产品使用至今，未发生因产品问题引发的不良事件和并发症。目前该产品已在本院多个科室全面使用，受到患者、家属及医务人员的高度认可。

4. 成果

（1）获国家发明专利，见图 6。

（2）发表论文：谢敏雪，阳仁美．多功能助力康复带的设计与应用 [J]．加速康复外科杂志，2020，21(22)：164．（图7）。

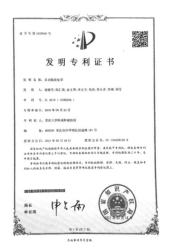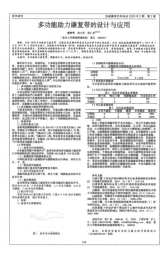

图6　发明专利证书　　　　　　　　　　图7　论文

（3）获奖情况：

①荣获首届重庆市卫生健康系统"五小"创新晒"青创工作室"称号（图8）。

②荣获重庆市护理学会行政管理护理专委会第一届护理新业务新技术创新成果大赛"三等奖"（图9）。

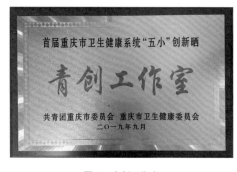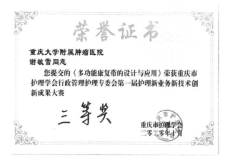

图8　青创工作室　　　　　　　　　　图9　市级荣誉

③荣获重庆大学附属肿瘤医院 2019 年度护理新业务新技术"二等奖"（图10）。

④《重庆日报》专栏报道（图11）。

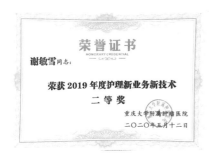

图 10　院级荣誉

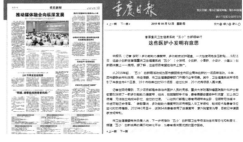

图 11　《重庆日报》报道

5. 推广

该产品具有成本低廉、安装方便快捷等优势，目前已在我院各科室临床使用，并推广至重庆市鱼泉康复养老中心，均未发生因起床而导致的跌倒 / 坠床事件，反响良好。

> **发明小启示**
>
> 满眼生机转化钧，天工人巧日争新。创新护理思维、提升护理质量、改善患者体验，是临床护理工作持续改进的重要目标。小小的发明，也有大大的用途。在护理工作中，护士需要有善于发现细节的眼睛、为患者着想的情怀，不断创新工作方式，从而为患者提供优质的护理服务，让患者切实从中获益。

吸氧管与气管切开套管的桥梁

——吸氧管固定器

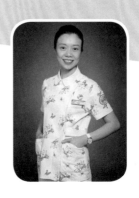

创新技术，革新服务，提升水平。我是周迎春，先后担任普内科、重症医学科、头颈肿瘤中心护士长，是一名技术上追求精益求精，服务上追求全心全意的护理工作者。在临床治疗中，为气管切开的患者吸氧时，需要将吸氧管前端放入气管套管内为患者供氧。传统的固定方法采用胶布将吸氧管在气管套管外环绕1圈，当胶布被汗液或痰液污染时会降低其固定效果。患者咳嗽、翻身、扣背时，极易导致吸氧管脱出气管套管，影响氧疗效果。如何实现吸氧管与气管套管有效连接？如何避免吸氧管脱出，减少吸氧管前端感染？如何保障气管切开患者吸氧的有效性和安全性？带着诸多的问题，我和团队成员经过反复钻研与实践，对气管切开患者吸氧管的固定方法进行了改进，设计了一款针对气管切开患者的吸氧管固定器。

小事成就大事，细节成就完美。

一、基本信息

新技术题目：用在气管切开病人的吸氧管固定器

专利号：ZL 2019 1 0245018.0

授权公告日：2021 年 9 月 28 日

发明人：周迎春；马攀；周蓉；龚增义；李龙春

二、技术领域

该国家发明专利属于医疗设备技术领域，是一种用在气管切开病人的吸氧管固定器。

三、发明内容

用于气管切开病人的吸氧管固定器是一种吸氧管软管本体。软管本体一端用于包裹吸氧管的包裹部，另一端为用于固定在气管套管内管上的固定部，固定部前端为防转部。软管中部设有吸氧管穿过的通孔，以及固定套置在气管套管内管的通口。在气管套管外管固定至病人后，将包裹部包裹在吸氧管上，吸氧管的端部依次穿过通孔和通口，再将固定部套置在气管套管内管上，防转部卡在气管套管外管的锁扣上，即可通过吸氧管给患者输送氧气。

与现有技术相比，本固定器可将吸氧管和气管套管牢牢固定并连接在一起。一方面包裹部的巨大摩擦可保证吸氧管不会发生较大位移，进而保证伸入气管套管内的吸氧管位置得以固定。另一方面固定部牢固套置在气管套管内管上，防转部所对应的开口套置在外管的锁扣上，可使内、外套管不会发生转动，进而避免了气管套管内管的卡口和气管套管外管的锁扣对准使内管脱落。同时在需要清理气管套管内管和更换吸氧管时，本固定器又能快速简便地将吸氧管和气管套管内管分离，操作简便，不会增加病人的痛苦。此外，固定器与吸氧管材质相同，取材方便，制作简单，外形小巧美观，这就使本产品具备了较高的经济价值，见图1、图2。

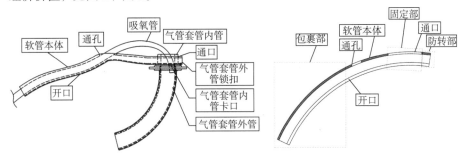

图1 吸氧管固定器示意图　　　　图2 吸氧管固定器结构剖视图

四、转化与临床应用

1.使用方法

在无菌操作下剪长约15 cm的吸氧软管，将软管从头至尾剪开。在软管一端留0.5 cm管体作为防转部，在防转部下剪约1.5 cm通口，通口大小同气管套管内管管径相同。距离通口1.5 cm处再剪0.5 cm的通孔，固定器便制作完成。完成固定器制作后，将吸氧管前端依次穿过通孔和通口，前端留置3~5 cm吸氧管。吸氧管尾端包裹在软管内，再将通口套在气管套管内管上，吸氧管前端放入内管中，最后将防转部固定于气管套管外管锁扣上。效果图和实物图见图3、图4。

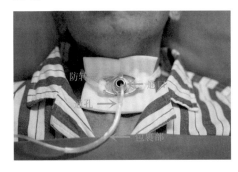 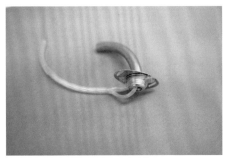

图3 吸氧管固定器效果图　　　　图4 吸氧管固定器实物图

2. 转化

目前该固定器已在本院多个科室全面使用，受到患者、家属及医护人员的高度认可。

3. 临床应用

（1）时间和地点：2019年1—12月，重庆大学附属肿瘤医院头颈肿瘤中心。

（2）对象与方法：选取头颈肿瘤中心96例行气管切开术的患者，随机分为对照组48例和观察组48例，均在术后遵医嘱采用气管切开套管内吸氧，护士按照无菌操作原则将吸氧管前端放入气管套管内3~5 cm。对照组采用胶布将吸氧管在气管套管外环绕固定一圈，观察组采用自制吸氧管固定器进行固定。比较两组之间吸氧管从气管套管脱出的次数、护理人员重复固定吸氧管的时间、手卫生频次、医疗成本。

（3）效果评价和优点：观察组吸氧管从气管套管脱出的次数、护理人员重复固定吸氧管的时间、手卫生频次、医疗成本均低于对照组（$P<0.001$），具有统计学意义；实验组未发生吸氧管从气管套管脱出事件。该固定器在气管切开患者应用过程中，未发生吸氧管脱出，有效防范了氧气管前端的污染，保证了气管切开患者吸氧的有效性和安全性，解决了护士频繁固定吸氧管的问题，减轻护士工作量，节约医疗成本，同时固定器取材方便，制作简单，整洁美观，提高了患者、家属及护士的满意度。

4. 成果

（1）获国家发明专利，见图5。

（2）发表论文：周迎春，马攀. 自制吸氧管固定器在气管切开患者吸氧时的应用 [J]. 西部肿瘤药学与临床，2020，17(5)：53.（图6）。

（3）获奖情况：

①获重庆大学附属肿瘤医院2019年度护理新业务新技术"二等奖"（图7）。

②获重庆大学附属肿瘤医院2021年度科研业绩"三等奖"（图8）。

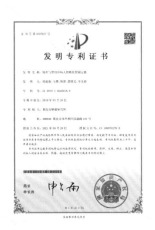

图 5 发明专利证书

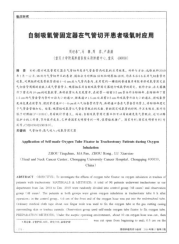

图 6 论文

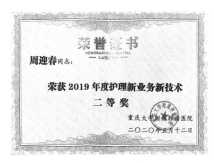

图 7 新技术获奖证书

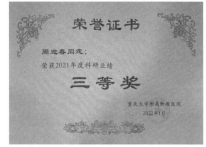

图 8 荣誉证书

5. 推广

该产品具有成本低廉、制作简单、安装快捷、固定牢靠等优势，2019 年在重庆大学附属肿瘤医院护理新技术交流大会上进行推广。至今，已在全院多个科室使用，未发生氧气管从气管套管脱出的情况，深受患者及医护人员的好评。

发明小启示

新时代护士，需要爱心、智慧、自信和创新精神。强烈的责任感是我们创新、创造的最大动力。小创新只需巧心思，正是这些临床中不断涌现的小创新丰富了护理的服务内涵，提高了工作效率，保证了患者安全。给管道一个坚固的"家"，我们一直在专业、专心、专注的路上，为患者保驾护航。

精准引流液量杯

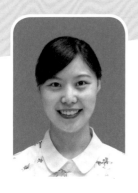

　　用心钻研，用力工作，用情服务，大家好，我是吴小月，一名在头颈肿瘤中心工作了十余年的白衣小战士。工作中我发现患者术后常需留置各种引流管，头颈部术后要求引流液小于 10 mL 才能拔引流管。目前，临床上测量引流液的装置大多使用刻度基数较大的大量杯，精确度不高，无法为医生拔管提供准确依据。为精准测量，常使用刻度较小但容量也小的塑料量筒，护士在测量引流液时需反复多次倾倒引流液，增加了工作量，也增加了感染的风险。有什么办法可以使引流液测量更加精准的同时，提升护士工作效率呢？一次在看到流水潺潺的水龙头时，我脑中迸发出各种关于"阀门"的灵感。于是，我们团队经过探索实践、搜索材料、设计方案、反复改进，制造了一款上下两段式的精准引流液量杯，实现了引流液精准测量的同时，还节约了护士的时间，提高了工作效率，避免了交叉感染，临床推广使用后深受同事好评。

淡泊宁静无怨无悔以救死扶伤为己任，
用真心、爱心、同情心呵护每一位患者。

一、基本信息

新技术题目：精准引流液量杯

专利号：ZL 2018 1 1362416.2

授权公告日：2020 年 1 月 14 日

发明人：吴小月；周迎春；郭利均；周蓉；卢潇潇；龚增义；薛敏

二、技术领域

该国家发明专利涉及医疗设备技术领域，具体涉及引流液的精准测量。

三、发明内容

该发明的目的在于提供一种减少护士工作量、避免交叉感染的精准引流液量杯。为达到上述目的，本发明的技术方案提供精准引流液量杯，包括量杯本体、盖合于量杯本体上的杯盖、固定在杯盖上且与量杯本体连通的量筒以及能与漏液管连通并能堵塞量筒上端的封堵塞。量筒的下端设有阀门，量筒的外筒壁设有刻度线，量筒的筒壁内设有外腔和内腔，量筒的内筒壁设有与外腔连通的进风孔以及与内腔连通的出风孔。封堵塞上设有出风通道，出风通道能与进风孔连通。杯盖上安装有风扇，风扇的进风端和风扇的出风端均安装有罩盖，风扇出风端的罩盖与外腔连通，风扇进风端的罩盖能与内腔连通。

本方案的技术效果是：通过在杯盖上设置与量杯本体连通的量筒，能使量筒上刻度线表示的最小单位数值小于量杯本体上刻度线表示的最小单位数值，在测量引流液时更加精确，便于护士向医生提供准确的引流液排出容量值，从而使医生更加准确地判断患者的恢复情况。见图 1、图 2。

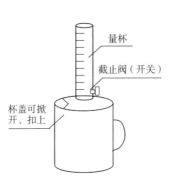 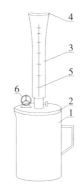

图1 精准引流量杯示意图   图2 精准引流量杯设计示意图

注：
1—量杯本体；2—杯盖；3—量筒；4—封堵塞；5—刻度线；6—风扇。

四、转化与临床应用

1. 使用方法

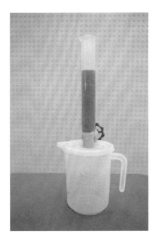

图3 精准引流量杯实物图

护士在对患者引流液排出的容量进行测量时，转动阀芯将量筒与量杯本体分隔开，此时封堵塞关闭漏水孔，封堵塞封堵住量筒下端后，打开引流球漏液口开关，漏液口与量筒上端不接触，引流液经漏液口收集入量筒内，护士进行读数。当引流液测量完成后，转动阀芯使漏水孔连通量杯本体和量筒后即可将引流液统一收集至量杯本体内。当再次对另一患者进行引流液测量时，护士进行手卫生，重新的封堵塞封堵住量筒下端后，再次重复上述动作，就能完成多个患者引流量的测量，从而实现减轻了护士的工作量、避免交叉感染的目的，见图3。

2. 转化

目前已生产成品并投入临床使用。

3. 临床应用

（1）时间和地点：2018 年 3—12 月，重庆大学附属肿瘤医院头颈肿瘤中心。

（2）对象与方法：将此引流液量杯在头颈肿瘤中心一病区进行临床试用，二病区采用传统方式倾倒引流液，随机各选取 500 次使用记录作对比，比较两组护士引流液测量时间。

（3）效果评价和优点：比较两组护士引流液测量时间，差异有统计学意义（$P<0.05$）。本产品的使用，缩短了护士测量引流液时间，提高了护士工作效率。目前该产品已在本院临床科室推广使用，受到广泛认可。

4. 成果

（1）获国家发明专利，见图 4。

（2）发表论文：吴小月 . 一种精准负压引流测量装置的设计 [J]. 中西医结合护理 (中英文)，2019，5(9)：120. （图 5 ）。

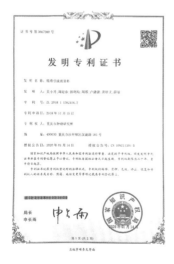

图 4 发明专利证书

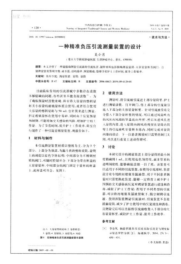

图 5 论文

5. 推广

该产品具有成本低廉、制作简单及使用方便等优势，目前，该精准引流液量杯已被推广至重庆大学附属肿瘤医院乳腺肿瘤中心、骨与软组织肿瘤科、肝胆肿瘤中心、神经肿瘤科等需要测量引流液的外科科室，反响良好。

发明小启示

面对当今社会各类技术飞速发展，护理工作也应有更多的创新内容，才能为患者提供更好的服务。我们在临床工作中应该善于思考与创新，即使只是在一件小事上改变一点点、进步一点点，累积起来亦能推动护理工作的发展和进步。

肠造口患者的福音

——一种新型造口袋冲洗装置

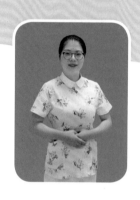

　　俗话说"送人玫瑰，手留余香"，然而有这样一朵"玫瑰"，不得已绽放在患者腹壁上，散发着异味，医学界称之为"肠造口"。我是胃肠肿瘤中心病区护士长李静，同时也是一名国际造口治疗师，从事造口护理工作十余年，始终坚信"知责于心、担责于身、履责于行"，服务于造口患者。在工作中，我发现：造口患者在造口护理过程中，造口袋内的排泄物清洗时存在反复冲洗不干净、冲洗费力费时、排放污水飞溅、外出携带操作不方便等诸多问题。于是，我和我的造口管理团队经过反复思考和钻研，设计了一款便携式可折叠电动造口袋冲洗装置。它的设计亮点是主要采用电动开关、360°无死角冲洗喷头，能帮助造口患者快速冲洗干净造口袋中的排泄物。电动操作省时省力，折叠收纳简便易行，外出随身携带方便，从而让患者不再为这朵散发异味的"玫瑰"而烦恼。

有时去治愈，常常去帮助，总是去安慰。

一、基本信息

新技术题目：便携式可折叠电动造口袋冲洗装置

专利号：ZL 2019 1 0467703.8

授权公告日：2021 年 7 月 6 日

发明人：李静；刘晓宇；蔡娇娇；陈君；李苹

二、技术领域

该国家发明专利涉及临床护理，是一种造口袋冲洗装置。

三、发明内容

装置由造口袋本体、出口、排污口、封堵塞、水箱、环形气囊等部分组成。当造口患者需要排放排泄物时，通过伸缩肩带 10 可将整个装置挂靠在人体身上，也可适用于室外。根据每个患者的需要，可通过调节伸缩肩带 10 的长度进行匹配。通过握持把手 11，将造口袋本体 1 上的出口 2 与造口相对，即可将患者粪便收集至造口袋本体 1 内。当需要清洗造口袋本体 1 时，将造口袋本体 1 拿到卫生间内；将封堵塞 4 从排污口 3 取下，造口袋本体 1 内的粪便经排污口 3 排除。将管体 711 经出口 2 伸入造口袋本体 1 内；启动开关 6，使得电动水泵 19 启动，电动水泵 19 将水箱 5 内的水经输入管抽出，水经输出管 20、管体 711、喷孔 714 喷出作用于造口袋本体 1 的内壁，再通过握持管体 711 在造口袋本体 1 内上下移动，以此实现对造口袋本体 1 内壁的完整冲洗，造口袋本体 1 内的污水再经排污口 3 排出。

根据清洗需要，可调节档位，实现不同强度的清洗。如选择中档工作模式时，调节键转动至中档工作模式的位置，调节键触发档位调节模块发送中档工作模式的调节信号，档位调节模块发出中档工作模式的调节信号，调节控制模块接收到中档工作模式的调节信号后控制电动水泵 19 以中档工作模式进行工作。由于喷孔 714 是周向设置于管体 711 上的，因此，从喷孔 714 喷出的水经通孔 713 大部分作用于造口袋本体 1 的内壁，能够 360° 无死角清洗。并且，喷孔 714 喷出的水在环形锥板 712 的作用下会发生弹射，即水能够从其他角度作用于造口袋本体 1 的内壁，扩大了造口袋本体 1 内壁的清洗面积，加强清洗效果。对比目前的清洗方式，本方案冲洗时间只要 1~2 min 左右，操作简便，省时省力。见图 1—图 4。

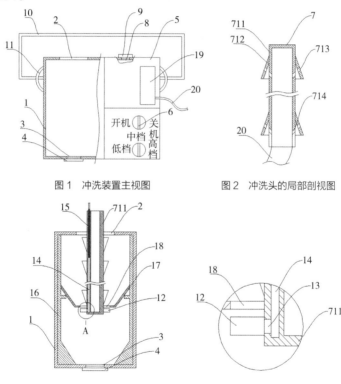

图 1 冲洗装置主视图   图 2 冲洗头的局部剖视图

图 3 冲洗头伸入造口袋本体的剖视图   图 4 图 3 中 A 处放大图

注：
1—造口袋本体；2—出口；3—排污口；4—封堵塞；5—水箱；6—开关；7—冲洗头；711—管体；712—环形锥板；713—通孔；714—喷孔；8—进水口；9—密封盖；10—伸缩肩带；11—把手；12—环形气囊；13—进气管；14—竖向槽；15—螺纹杆；16—塑料管；17—锥形滑块；18—圆孔；19—电动水泵；20—输出管。

四、转化与临床应用

1. 使用方法

本装置采用可收纳的防水布材质，方便折叠收纳携带，同时打开可盛水1 500 mL。装置设计有小型充电装置，一次充电可使用 5 h。当启动马达开关后，可根据大便的情况，选择低、中、高档次进行操作冲洗。该装置中结合连接管（包括进水管和排污管），方便冲洗和排放。同时，冲洗管可伸缩，冲洗头采用多方位喷头形式，实现 360° 无死角冲洗。排污管可以与便池连接或一次性垃圾袋连接，可调节肩带方便患者自己根据情况挂在身上、挂钩或者家属手提着固定装置，方便冲洗操作。整个冲洗时间只需 1~2 min，操作简便，省时省力。操作完毕后清洁干净折叠收纳，方便随身携带（图 5）。

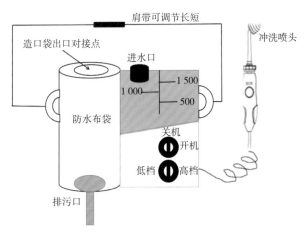

图 5　装置模拟图

2. 转化

目前已初步生产成品，但部分功能处于优化阶段，需进一步完善后投入临床使用。

3. 临床应用

无。

4. 成果

（1）获国家发明专利，见图6。

（2）发表论文：李静，刘晓宇，陈君，等. 自制新型便携式可折叠电动冲洗装置在肠造口患者中的应用研究 [J]. 世界最新医学信息文摘，2020，20(37)：105-106．（图7）。

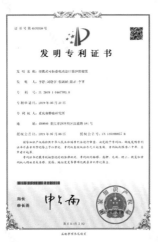

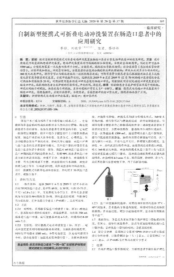

图6 发明专利证书   图7 论文首页

5. 推广

该装置设计理念中的电动控制、360° 无死角冲洗、可折叠收纳、随身携带方便等优点，能帮助造口患者快速、彻底冲洗造口袋中的排泄物，减少异味，有助于改善患者体验，其设计理念值得推广应用。

发明小启示

一朵"玫瑰"的绽放，需要细心人的呵护。这次小发明源于临床实践，从患者的角度出发，切实做到为患者解决问题。通过为患者提供优质的护理服务，努力让患者满意一点、方便一点、舒适一点。

深静脉穿刺辅助垫

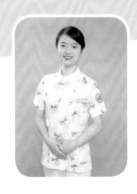

　　护士是生活在人间的"天使"，我就是人们通常所说的"白衣天使"。我是龚增义，一名在头颈肿瘤中心工作十余年的护士，始终秉承着"一切为了患者，为了患者的一切"的服务理念和开拓创新精神，努力为患者提供优质、满意的护理服务。大家知道，化疗是肿瘤治疗的重要手段，为了减轻化疗药物对血管的刺激，患者常常需要留置深静脉导管。可别小瞧了这根不起眼的管道，它可是守住肿瘤患者治疗的"生命线"！在工作中我发现，医生给患者行锁骨下静脉及颈内静脉穿刺时，常在肩下垫一软枕抬高胸部，以暴露穿刺点。但由于软枕存在高度不可调节、无法有效固定体位等不足而使穿刺点不能充分暴露，降低了穿刺成功率，增加了患者痛苦。我和团队成员积极思考，设计并制作了一款深静脉穿刺垫，该穿刺垫不仅能有效固定患者头部，减少体位移动，还能抬高患者胸部，充分暴露穿刺点，提高了穿刺成功率，增加了患者舒适度。

您的健康，我的快乐，您的微笑是对我们最好的鼓励与奖励！

一、基本信息

新技术题目：用于深静脉穿刺的辅助垫

专利号：ZL 2019 1 0094081.9

授权公告日：2020 年 7 月 14 日

发明人：龚增义；周迎春；周蓉；卢潇潇

二、技术领域

该国家发明专利涉及医疗用具技术领域，是一种用于深静脉穿刺的辅助垫。

三、发明内容

该深静脉穿刺垫包括垫板、肩枕和颈枕。垫板上开设有第一容纳槽与第二容纳槽，第一容纳槽与第二容纳槽连通且呈"T"形状。第一容纳槽用于容纳患者的头部，第二容纳槽用于容纳患者的肩部。肩枕可拆卸，连接于第二容纳槽内。颈枕可拆卸，连接于第一容纳槽靠近第二容纳槽的一侧。肩枕包括底板、侧板以及顶板，顶板一侧位于第二容纳槽中部，侧板固接于底板靠近第二容纳槽侧壁的一侧。顶板一侧与底板远离侧板的一侧铰接，顶板另一侧搭接于侧板上侧，底板上设有驱动顶板绕铰接侧转动的动力结构。本技术方案中，通过第一容纳槽与第二容纳槽分别对头部和肩部进行初步限位，防止在穿刺过程中患者身体不当移动。通过设置颈枕，在穿刺过程中能够对颈部提供一个支撑的作用，缓解患者的不适感。同时通过设置可调节的肩枕，在穿刺之前能够通过调节肩枕的角度，使患者处于一个较好的角度，不仅有利于穿刺的进行，提高穿刺成功率，而且还能适用于不同体型的患者。见图 1、图 2。

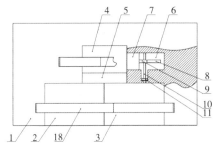

图 1　深静脉穿刺垫剖视图

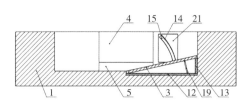

图 2　深静脉穿刺垫俯视图

注：
1—垫板；2—第二容纳槽；3—顶板；4—第一容纳槽；5—颈枕；6—腔体；7—定位垫；8—传动齿条；9—传动齿轮；10—中心轴；11—第一线轮；12—底板；13—侧板；14—弧形槽；15—弹性气囊；16—第二弧形凸起；17—第一弧形凸起；18—弹性软带；19—气动伸缩杆；20—被动齿轮；21—条形板。

四、转化与临床应用

1. 使用方法

患者行锁骨下静脉或颈内静脉穿刺前，医护人员告知患者穿刺中体位要求，穿刺垫的使用方法及配合要点。将穿刺垫置于置管室床上，医生进行穿刺时，护士协助患者卧于穿刺垫上，头部置于第一容纳槽处，肩部置于第二容纳槽处，头转向穿刺对侧；弹性软带分别用于固定患者头部及胸部，减少移动；肩枕用于抬高胸部，在穿刺前通过调节肩枕，使患者处于一个较好的角度，充分暴露穿刺点，有利于穿刺的顺利进行，提高穿刺成功率；颈枕在穿刺过程中对颈部提供支撑，缓解患者的不适感。见图 3、图 4。

2. 转化

目前已生产成品并投入临床使用。

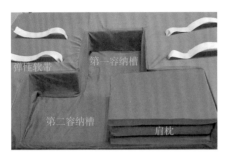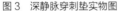

图3　深静脉穿刺垫实物图

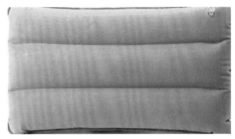

图4　颈枕实物图

3. 临床应用

（1）时间和地点：2018年3—12月，重庆大学附属肿瘤医院头颈肿瘤中心。

（2）对象与方法：选取头颈肿瘤中心行颈内静脉及锁骨下静脉穿刺的患者，随机分成实验组和对照组各58例，实验组使用深静脉穿刺垫，对照组使用软枕。对比两组患者穿刺中体位移动情况、穿刺点暴露情况、穿刺成功率、医生及患者满意度。

（3）效果评价和优点：实验组患者穿刺中体位不当移动情况明显低于对照组，穿刺点暴露情况明显优于对照组，穿刺成功率高于对照组，医生及患者满意率明显高于对照组，差异有统计学意义 ($P<0.05$)。该装置使用至今，未发生因产品问题引发的不良事件和并发症，受到患者、家属及医务人员的好评。

4. 成果

获得国家发明专利，见图5。

5. 推广

该产品具有成本低廉、方便、安全、穿刺成功率高等优势，2021年6月将该装置在石柱县人民医院耳鼻咽喉科进行推广使用。产品使用过程中未发生相关不良事件和并发症，反响良好。

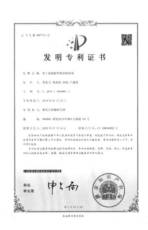

图5　发明专利证书

发明小启示

在临床工作中善于观察、勤于思考、勇于实践，时刻将患者的需求牢记心中，才能为患者解决实际问题。看似不起眼的小发明却承载着大关怀，让我切实感受到护理创新为患者、为护理工作带来的便捷。在以后的工作中，我将不忘初心，为患者提供优质、满意的护理服务。

"安全马甲"
——一种适用于胸外科术后方便调节的胸带

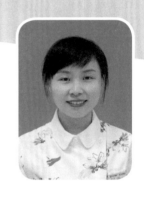

　　护士是白衣天使，这是社会给予的荣誉，也是社会的期望。我带着这种使命在胸外科工作了二十年，从护士到护士长，有我的青春、理想、智慧和心血。作为一名护理工作者，要经常站在患者的立场，为他们着想。目前，市面上还没有专用于胸部手术使用的胸带，常用腹带代替。不同患者体型差异较大，且受翻身、活动的影响，腹带很容易下滑，达不到固定效果。长期使用腹带容易导致患者皮肤压伤，并且胸腔闭式引流管需要断开接头从腹带中间穿出，增加了感染的机会。因此我想设计一款能妥善固定胸管的胸带，具有不易下滑并能自由调节大小、位置等优点。于是我和团队成员经过反复钻研与实践，设计了一款方便调节的胸带，通过设置有魔术贴和魔术扣调节大小，长期使用对患者皮肤完整性无损伤；同时也方便了引流管的放置，只需将胸带粘扣打开，无须断开引流管即可调整引流管位置的摆放，减少感染的机会，提高护理工作效率。

用心做好每一件事，真诚对待每一个人。

一、基本信息

新技术题目：一种适用于胸外科术后方便调节的胸带

专利号：ZL 2017 2 0110741.4

授权公告日：2018 年 2 月 16 日

发明人：阳仁美；袁文秀；杨漫荣；李娅

二、技术领域

该实用新型专利涉及医疗耗材，是一种适用于胸外科术后方便调节的胸带。

三、发明内容

该胸带由胸带前身、后身、左侧连接带、右侧连接带、魔术扣、肩带和魔术贴等部分组成。前身 1 一侧通过左侧连接带与后身 2 的一侧固定连接，前身 1 的另一侧固定连接有右侧连接带 4，右侧连接带 4 上设置有魔术扣 5，后身 2 的另一侧设置有魔术贴 7，前身 1 的另一侧通过魔术贴 7 和魔术扣 5 的配合连接，通过魔术贴 7 和魔术扣 5 的配合方便了前身 1 和后身 2 大小的调节；左侧连接带 3 和右侧连接带 4 为松紧带；前身 1 顶端的两侧均设置有肩带 6，后身 2 顶端的上侧两端也均设置有肩带 6，前身 1 顶端的肩带 6 与后身 2 顶端的肩带 6 连接，通过前身 1 顶端的肩带 6 与后身 2 顶端的肩带 6 连接将大身固定在患者身体上，从而防止胸带滑落；左侧连接带 3 和右侧连接带 4 的数量相同，且左侧连接带 3 和右侧连接带 4 的数量在一个以上。见图 1、图 2。

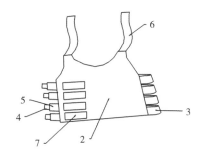

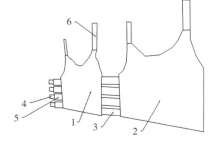

图1　方便调节的胸带的结构示意图　　　　图2　方便调节的胸带拆开后的结构示意图

注：
1—前身；2—后身；3—左侧连接带；4—右侧连接带；5—魔术扣；6—肩带；7—魔术贴。

四、转化与临床应用

1. 使用方法

胸部手术后留置胸腔闭式引流管的患者，根据患者的身高、体型，调节肩带的长短；根据左右不同胸腔闭式引流瓶的位置，调节右侧连接带、魔术扣的位置及松紧，如图3、图4所示。

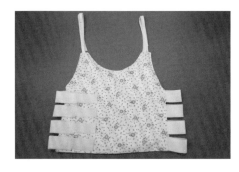

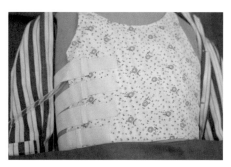

图3　胸带实物图　　　　　　　图4　胸带使用图

2. 转化

目前已生产成品投入临床使用。

3. 临床应用

（1）时间和地点：2017 年 5—12 月，重庆市肿瘤研究所胸部肿瘤中心。

（2）对象与方法：选取行胸部手术且留置胸腔闭式引流管的患者 100 例，随机分为实验组和对照组各 50 例。实验组使用自行设计的新型方便调节防滑胸带，对照组使用传统的腹带包扎固定。比较两组患者在床上翻身、功能锻炼和下床活动的舒适度（采用问卷调查患者舒适度）；术后安静、翻身、咳嗽时的疼痛评分（采用 NRS 数字分级疼痛量表）；胸带受压部位皮肤情况；患者及医护人员使用后满意度；记录两组患者每天胸带下滑的次数。

（3）效果评价和优点：实验组术后 3 天内安静、翻身、咳嗽时的疼痛评分以及胸带下滑的次数均低于对照组，差异有统计学意义（$P<0.05$），两组患者胸带受压部位皮肤情况比较，差异有统计学意义（$P<0.05$）；实验组患者满意度明显高于对照组，差异有统计学意义（$P<0.05$）。使用新型方便调节防滑胸带能有效减轻伤口疼痛，提高了患者卧床及活动时的舒适度，保证引流管道的妥善固定及通畅引流，方便医护人员工作及管理，提高了医护人员工作效率，具有临床使用价值。

4. 成果

（1）获国家实用新型专利，见图 5。

（2）获奖情况：重庆市肿瘤医院 2017 年度护理新技术新项目"一等奖"（图 6）。

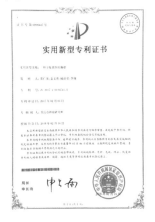
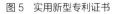
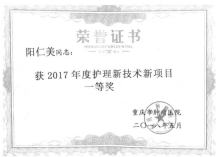

图 5　实用新型专利证书　　　　图 6　获奖证书

5. 推广

本产品具有舒适、方便调节、减少感染等优势，可有效提高护理工作效率，改善患者体验，值得推广使用。

发明小启示

随着人们健康需求的不断提高，护理职责范围进一步拓展，创新和改革势在必行。创新护理服务，情暖患者心田，提高了护理工作的效率和质量，也彰显了护理工作者的大爱之心。

一种适用于肠梗阻患者的新型低压虹吸灌肠装置

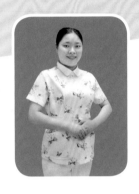

　　在我刚工作不久时，一位老大爷曾对我说："我心中的护士就是这样一群人，平凡、无私、博爱，如同儿女一样陪伴着我们，帮助我们完成人生中的许多个第一次和最后一次。"转眼间，我已经工作了六年。在临床工作中，我注意到肠梗阻患者在保守治疗期间需要灌肠治疗以缓解腹痛、腹胀等症状，部分患者也因灌肠而反复多次插入肛管的操作，出现肠道黏膜损伤，肛门括约肌松弛等并发症。同时，刺激性的灌肠液导致患者控便能力下降，灌肠液还未充分流入肠道内就出现肛门失控，灌肠液流出体外飞溅的情况时有发生，影响患者身心健康。面对此种现象，我和团队成员经过反复的钻研与实践，设计出一款新型低压虹吸灌肠器，显著减轻了因反复多次进行插入肛管操作而导致肠道黏膜的损伤，增加了患者的舒适感和满意度。

淡泊宁静无怨无悔，以救死扶伤为己任，
用真心，爱心，同情心呵护每一位患者。

一、基本信息

新技术题目：低压虹吸灌肠器

专利号：ZL 2021 2 0598369.2

授权公告日：2021 年 11 月 26 日

发明人：孙玉芳；刘晓宇；李静；陈君

二、技术领域

该实用新型专利涉及临床护理，是一种适用于肠梗阻患者的低压虹吸灌肠器。

三、发明内容

该研发设计的新型低压虹吸灌肠装置，适用于腹胀，且肛门停止排气排便、全身无明显的出血倾向的肠梗阻患者。装置包括肛管 1、灌肠袋 2 和虹吸引流袋 3。灌肠袋 2 的底部连接有灌肠引流管 4，虹吸引流袋 3 的顶部连接有虹吸引流管 5，其中灌肠引流管 4 和虹吸引流管 5 上均设有流量调节器 6，肛管 1 尾端连接有呈中空结构的转接头 7，灌肠引流管 4 和虹吸引流管 5 各通过一个球头 8 与转接头 7 连通，且球头 8 与转接头 7 构成球绞结构。灌肠引流管 4 和虹吸引流管 5 分别通过一个球头 8 与转接头 7 连通，球头 8 与转接头 7 构成如图 2 所示的球绞结构。使用时，灌肠引流管 4 和虹吸引流管 5 可以分别根

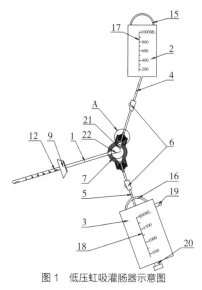

图 1　低压虹吸灌肠器示意图

据使用情况，调节与转接头7连接处的倾斜角度，减小连接部位对应引流管的弯折角度，进一步保证灌肠引流管4或虹吸引流管5内灌肠液的正常流动。见图1—图3。

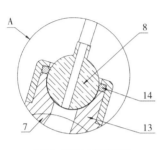

图2 球绞结构示意图

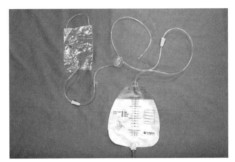

图3 低压虹吸灌肠器实物图

注:
1—肛管；2—灌肠袋；3—虹吸引流袋；4—灌肠引流管；5—虹吸引流管；6—流量调节器；7—转接头；8—球头；9—吸盘；10—胶布；11—通孔；12—深度刻度线；13—球头座；14—弹性密封环；15—灌肠袋吊耳；16—虹吸引流袋吊耳；17—第一容积刻度线；18—第二容积刻度线；19—负压气咀；20—排污管；21—上引流板；22—下引流板。

四、转化与临床应用

1. 使用方法

患者取左侧卧位，协助患者把裤子脱至膝盖处，护士站在患者的背侧。打开低压虹吸灌肠器，戴好无菌手套，将灌肠袋距离肛门调整至合适的高度，每次倒入灌肠液200~300 mL，将灌肠气管内的气体排出去后关闭流量调节器，然后再将灌肠器下段肛管涂上石蜡油，根据患者病情将其沿肛门缓缓插入合适长度，打开上方流量调节器。灌肠液灌注完毕后，关闭上方流量调节器，打开下方流量调节器液体经虹吸引流管排入虹吸引流袋（低于肛门合适距离）。通过虹吸原理，使大便、气体连同灌洗液一同从肛管排出，缓慢排入虹吸引流袋，反复以上操作 3~4 次后，拔出肛管。灌肠结束后，清理肛周，称量虹吸引流袋内灌肠液，即可估算出入量比值，为临床治疗提供依据，见图 4。

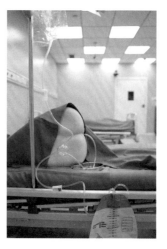

图 4　低压虹吸灌肠器
装置使用图

2. 转化

目前已投入临床使用。

3. 临床应用

（1）时间和地点：2021 年 2—12 月，重庆大学附属肿瘤医院胃肠肿瘤中心。

（2）对象与方法：选取我院胃肠肿瘤中心的肠梗阻患者，随机分为实验组与对照组各 60 例，实验组使用新型低压虹吸灌肠器进行低压虹吸灌肠，对照组使用传统一次性灌肠器行低压虹吸灌肠，比较两组患者满意度、护士满意度、灌肠效果。

（3）效果评价和优点：实验组患者灌肠效果明显优于观察组，差异有统计学意义（$P<0.05$）；两组护士的满意率分别为 94.69% 和 70.34%（$\chi^2=7.725$，$P=0.017$）；两组患者的满意率分别为 94.68% 和 71.74%（$\chi^2=9.645$，$P=0.019$）。使用本产品至今，未发生因产品问题引发的不良事件和并发症，目前该项目已在本科室全面使用，受到患者、家属好评。

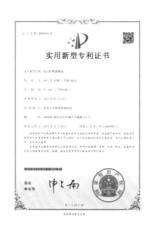

图 5　实用新型专利证书

4. 成果

获国家实用新型专利，见图 5。

5. 推广

低压虹吸灌肠器能显著减轻因反复多次进行插入肛管操作而导致的肠道黏膜损伤，增加患者舒适感和满意度，值得临床推广。

发明小启示

实践是理论的本源，理论的价值在于指导实践。小发明的构思就是以理论为基础、问题为导向，最终的成果需要以实践来验证与衡量。从构思到成果转化的过程就是理论与实践相结合的体现，也是对我实战思维和能力的一次锻炼，它使我能更加积极主动地去发现日常护理工作中存在的问题，再结合理论学习不断地反思自我、总结经验并落于实践，科学解决问题，秉持以患者为中心的护理理念，时刻为患者的健康保驾护航。

妙改灌注器

——一种适用于男性尿道灌注的小神器

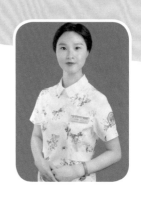

　　大家好！我是张海梅，从事护理工作二十余年。明明做着照护患者的工作，可发明家的潜质却频频闪现，有时一个小小的改善就能大大减轻患者的痛苦，我们发明的实用型尿道灌注器就是其中一例。在泌尿科，男性尿道灌注是常用的专科治疗技术。由于临床上没有专门的灌注器，通常采用 20 mL 空针抽取灌注药物后，去除针头直接灌注或连接导尿管进行灌注，再用纱布拴住冠状沟处，以防药液溢出。这种灌注方法存在药液外溢、损伤尿道口处黏膜、耗材浪费、影响阴茎血运等问题，且患者在治疗中极不舒适。于是，我和团队成员经过反复讨论钻研，研发了这款专门针对男性的实用型尿道灌注器。硅胶制成的导管长度适中且更加柔软，圆弧端头降低损伤风险，解除纱布束缚降低血运风险、单向活瓣防止药液外溢……一切问题都迎刃而解。因单向活瓣的设置，液体只进不出，亦可防止尿液流出，还能用于回肠代膀胱术和前列腺癌根治术后患者尿失禁的控尿训练，可谓一器多用。

心中有爱，眼里有光，全心全意为患者服务。

一、基本信息

新技术题目：实用型尿道灌注器

专利号：ZL 2017 2 1523586.5

授权公告日：2019 年 4 月 30 日

发明人：张海梅；陈露珍；郝璇

二、技术领域

本实用新型专利涉及医疗器械技术领域，是一种适用于男性尿道灌注治疗的实用型尿道灌注器。

三、发明内容

该实用型尿道灌注器包括导管、侧孔、空针连接装置、阴茎套几个部分。导管 1 采用硅胶制成，硅胶可以提高患者舒适度，减少对尿道黏膜的损伤。导管 1 的长度为 5 cm，以使插入尿道口的长度为 5 cm，使药物能作用到前尿道部。在导管 1 一端的侧壁上设有至少一个侧孔 2，侧孔 2 为圆形或者椭圆形。在导管 1 的另一端设有空针连接装置 3，空针连接装置 3 采用正压接头或者单向活瓣来灌输药物以设置无针连接，避免针刺伤。导管 1 设有侧孔 2 的一端为具有锥度的圆弧端，以方便导管 1 更顺利地进入尿道内。侧孔 2 位于圆弧端的侧面，可使药液充分进入体内而不会流出体外。在导管 1 设有空针连接装置 3 的端部还设有阴茎套 4，在阴茎套 4 的内表面设有粘胶，阴茎套 4 使

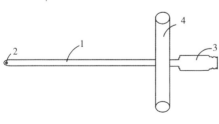

图 1　尿道灌注器示意图

用前为卷起状态。使用时，当导管 1 插入尿道口将阴茎套 4 展开，并通过粘胶将阴茎套 4 粘附在阴茎上，以实现对灌注器的固定，而无需纱布等其他外部设备进行再次固定。尿道灌注器示意图见图 1。

注：
1—导管；2—侧孔；3—空针连接装置；4—阴茎套。

四、转化与临床应用

1. 使用方法

患者取平卧位，局部进行常规消毒，润滑尿道前部，20 mL 空针吸取药物后去针头放入无菌盘内待用。戴无菌手套，取一颗单独灭菌包装的尿道灌注器，将尿道灌注器的导管 1 插入尿道口。展开阴茎套 4，并通过粘胶将阴茎套 4 粘附在阴茎上，以实现对灌注器的固定，而无需纱布等其他外部设备来再次固定。取无菌盘内抽取药物的待用空针与尿道灌注器装置 3 进行连接，缓慢注射。注射完毕，分离空针，保留药液 15~20 min 的作用时间，取下尿道灌注器，自行将药液排出体外。此期间，患者无需使用纱布将尿道口勒紧防止药物外流，且还能自由活动。

2. 转化

无。

3. 临床应用

无。

4. 成果

获国家实用新型专利，见图 2。

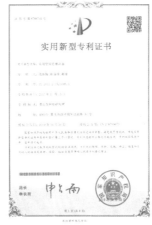

图 2　实用新型专利证书

5. 推广

该尿道灌注器由硅胶制成,可以提高患者舒适度,减少对尿道黏膜的损伤。设置正压接头或单向活瓣,液体只进不出,控制尿液外流,亦可用于膀胱癌回肠代膀胱术和前列腺癌根治术后尿失禁患者的控尿训练。设计理念具有较大的推广意义。

发明小启示

留心观察、善于总结、开动脑筋、发散思维、团队协作……小小的发明饱含着满满的爱。我始终坚持做一名有温度的护士,心中有爱,给患者带去温暖;眼里有光,为患者带来希望。通过解决患者实际问题,让患者受益,是我的初心,也是我从未改变的努力方向。

"爱心小帮手"

——术后患者多功能康复助行器

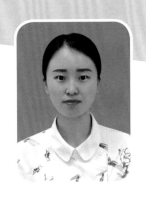

　　身穿白衣，交班、接班，白天、黑夜……每天的重复工作却让我感受到呵护生命的快乐，在劳动中沉淀着我的使命感。我是熊莉，在胸部肿瘤中心工作五年了。胸部肿瘤患者术后的步行训练必不可少，有效的步行训练能降低患者下肢肌肉萎缩的风险，有助于快速康复。然而我发现，受术后创伤、使用麻醉镇痛药等因素影响，患者在早期步行训练时需要助行器辅助支撑。目前，用于临床的助行器结构简单且功能单一，患者在下床使用助行器进行步行训练时，通常需要家属或医务人员协助。此外，由于患者需要留置各种引流管，家属很难在协助患者活动时兼顾管道。我和团队成员在查阅文献及经过多次实践总结后，设计了一种多功能康复助行器，可有效解决现有助行器在使用过程中出现的引流管折叠、引流瓶倾斜甚至管路滑脱问题，保障患者下床活动安全，促进患者早日康复。

真心实意为患者，踏实勤恳做工作。

一、基本信息

新技术题目：一种适用于术后患者的多功能康复助行器

专利号：无

授权公告日：无

发明人：熊莉；阳仁美；袁文秀；李正芳；朱浩；王易洁；覃万丽

二、技术领域

该实用新型专利技术涉及临床护理，是一种多功能康复助行器。

三、发明内容

该多功能康复助行器包括助行器框、输液杆、输液架、伸长杆、万向轮、插杆、固定钩、侧框架等结构。助行器框1，包括四根相互转动连接的框架，顶部的框架中部设有开口，以便患者进入。顶部框架连接侧框架20，助行器框的底部固接有四个支撑杆，支撑杆包括固接在助行器框底部的伸长杆10和固定杆11，固定杆的底部均转动连接有万向轮12。伸长杆上活动连接有引流固定组件，引流固定组件包括连接在伸长杆上的插杆14，插杆上固接有引流管固定钩16，助行器框上开设有输液固定组件的插孔18。输液固定组件通过插孔18与助行器框连接，插孔内固接有输液杆3，输液杆的顶端固接有输液架4。

当术后患者需要使用助行器进行步行训练时，患者先进入助行器框内，框上的螺纹槽可用于容纳患者的水杯、纸巾等物品。当患者在步行训练过程中需要同时进行输液时，可将输液杆插入插孔内，实现输液杆与助行器框的连接，然后将患者的输液瓶挂在输液杆上。有留置引流管的患者，将引流袋/引流瓶挂在固定钩16内，实现对引流袋/引流瓶的固定。患者在步行训练的过程中，直接在助行器框内推动助行器框,使得万向轮滚动,即可实现助行器框的移动,操作方便,在使用过程中,患者的输液瓶、引流袋/引流瓶均能够得到很好的固定。见图1~图3。

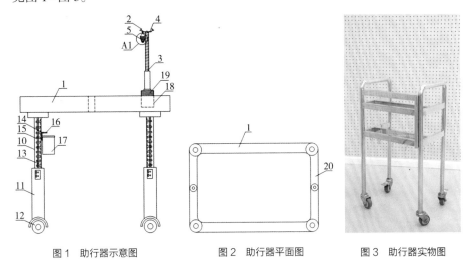

图1　助行器示意图　　　　图2　助行器平面图　　　　图3　助行器实物图

注:
　　1—助行器框;2—限位块;3—输液杆;4—输液架;5—容纳套;10—伸长杆;11—固定杆;12—万向轮;13—刻度线;14—插杆;15—插孔;16—引流管固定钩;17—引流容纳框;18—插孔;19—螺纹座;20—侧框架;21—电控按钮。

四、转化与临床应用

1. 使用方法

　　患者术后第一天,责任护士向患者及家属进行下床活动重要性的相关宣教,借助左右两侧助行器扶手的支撑,将身上留置的引流袋或者引流瓶悬挂于扶手正下方的挂钩上,进行下床活动。输液的患者,将输液杆插于右侧扶手旁的插孔内,然后将输液瓶悬挂在输液杆上(高度可调节)。患者使用时,直接在助行器框内推动助行器,使助行器向前滑动。在使用过程中,患者的输液瓶、引流袋/引流瓶均能得到很好的固定,避免了现有助行器在使用过程中由于各种原因造成的管路滑脱等问题，也能更好地促使患者下床活动。如图4、图5所示。

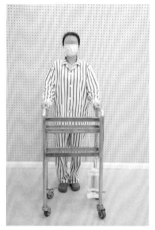

图4　患者下床使用图　　　　图5　患者下床使用图

2. 转化

目前已生产成品投入临床使用。

3. 临床应用

（1）时间和地点：2019年1月至今，重庆大学附属肿瘤医院胸部肿瘤中心。

（2）对象与方法：以本中心收治的60例食管癌患者为研究对象，随机分为对照组和实验组，每组各30例。对照组患者采用普通康复助行器进行术后训练，实验组患者采用多功能康复助行器进行术后训练，对比分析两组患者术后并发症情况、术后5日内自行下床活动次数，以及患者对本次康复训练的满意度。

（3）效果评价和优点：对照组下床活动次数为（3.12±1.35）次，实验组下床次数为（9.54±1.56）次；对照组发生肺炎3例，实验组无肺炎发生；对照组患者满意度90.7%，实验组患者满意度97.7%，以上差异均具有统计学意义（$P<0.05$）；对照组和实验组均无导管意外滑脱及跌倒发生。本产品使用至今，未发生因产品问题引发的不良事件和并发症，受到患者、家属及医务人员好评。

4. 成果

发表论文：熊莉, 阳仁美. 多功能助行器对食管癌患者术后康复的影响［J］.

加速康复外科杂志，2020，2(5):107.（图6）。

5. 推广

该产品具有成本低廉、使用便捷等优势，可满足患者步行训练时液体、管路的固定，避免各种原因造成的跌倒、管路滑脱等问题，更好地保障患者早期下床活动的安全，获得患者及家属的好评，值得推广使用。

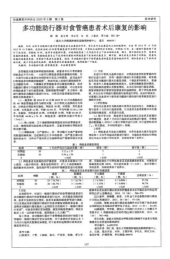

图6　论文

发明小启示

科学家根据火野猪鼻子能测毒的奇特本领制成了世界上第一批防毒面具，火箭升空利用的是水母、墨鱼反冲原理。我们护理人员，也是在临床工作中不断的发现和总结，才有了方便患者的小发明、小创造。平凡岗位上的点点光，聚在一起也可照亮前行的路。

多功能组合式静脉采血桌

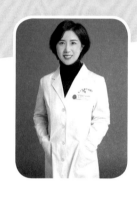

　　我是梁玲，一名信仰"发现一例早癌，挽救一个家庭"并努力践行着肿瘤早期筛查的体检中心护士长。抽血化验是发现早癌的有效手段，所以，我和姐妹们常常忙碌于采集可能发现肿瘤端倪的血液，平均工作量是每小时采集300管的血液标本。别小看这项护理基本技能，当机械地重复采血动作时，整洁、顺手、摆放合理的操作平台就显得非常重要。而目前常规采血桌的设计缺乏医疗实践背景，存在桌面狭窄、采血物品散乱、医疗垃圾分类处置困难等不足，可导致工作效率低下、体检者待检时间过长等诸多问题。工欲善其事，必先利其器。通过反复的思考、设计和试验，在充分考虑采血护士操作中每个动作的距离和抛物的角度、体检者抽血姿势的舒适性的基础上，结合医疗垃圾的安全性等核心问题，我们发明了一种适用于体检中心的多功能组合式静脉采血桌。

认真工作，微笑生活。

一、基本信息

新技术题目：一种适用于体检中心的多功能组合式静脉采血桌

国家发明专利号：ZL 2018 1 1320359.1

授权公告日：2020 年 4 月 28 日

发明人：梁玲；张海燕；卢梅梅

二、技术领域

该发明专利涉及临床护理领域，是一种适用于体检中心的多功能组合式静脉采血桌。

三、发明内容

该采血桌采用组合式设计，由采血桌、副柜和垃圾处理柜组成。在采血桌的侧边设置有挡板，可防止各类物品掉落，并有利于分类放置物品。挡板上开设有 U 形缺口和拉伸杆，能够实现挡板的合理收放，灵活性好。副柜是用于摆放电脑的电脑桌，用以医务人员存档或者录入患者信息。垃圾处理柜则是医务人员放置医疗垃圾的柜体，通过多个垃圾桶放置框放置各类垃圾桶，以实现对医疗垃圾分类处置。垃圾桶在第二拉伸杆的作用下，垃圾桶的端口能够将套于垃圾桶内部的垃圾袋压紧，还可对垃圾桶辅助固定，防止垃圾桶产生晃动；同时，在升降结构的作用下，能够将垃圾桶推动升起，操作方便快捷。采血桌、副柜和垃圾处理柜三者可以通过拼接凸条和拼接槽灵活组装，拼接槽内部的导轮既可实现导向作用，又可在推动组件的作用下将拼接凸条抵紧，提升整个拼装结构的稳定性。三者之间可进行拆卸组装，可根据医疗人员的实际需求进行适应性的组装拼接，能够提高采血护士操作效率，提高受检者采血舒适度，见图 1—图 7。

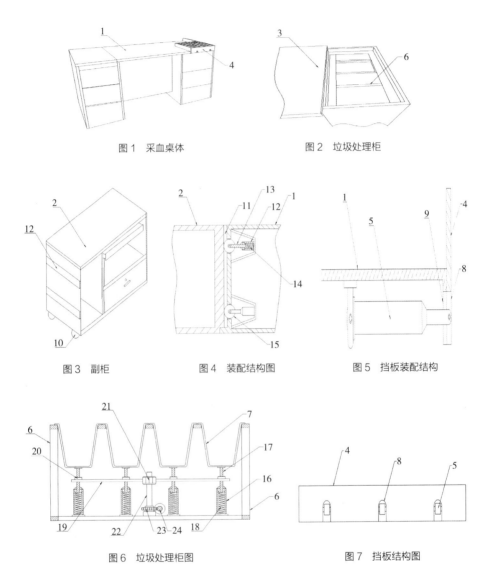

图1 采血桌体

图2 垃圾处理柜

图3 副柜

图4 装配结构图

图5 挡板装配结构

图6 垃圾处理柜图

图7 挡板结构图

注：
1—采血桌体；2—副柜；3—垃圾处理柜；4—挡板；5—第一拉伸杆包含第一套筒和第一拉杆；6—垃圾桶放置框；7—垃圾桶；8—第一U形缺口；9—侧边板；10—万向轮；11—拼接槽；12—第三套筒；13—推杆；14—压缩弹簧；15—导轮；16—第二套筒；17—第二拉杆；18—第二拉伸弹簧；19—推板；20—限位螺母；21—螺母；22—丝杠；23—齿轮；24—蜗杆。

四、转化与临床应用

1.使用方法

　　将患者和护士使用的座椅调整到适宜高度，打开采血桌垃圾桶位置面板，按垃圾分类配置垃圾袋，包括生活垃圾袋、医疗垃圾袋。静脉采血所需物品按照桌面、抽屉分类布局放置，左侧桌面摆放采血枕、治疗盘、消毒液、棉签、压脉带、胶布、手消毒液、试管架等物品。采血桌抽屉分类摆放各类采血管、垫巾、备用压脉带、剪刀、采血针等。打开副柜电脑，必要时查阅、校对采血者基本信息、采血项目。按流程实施静脉采血，操作完毕后，按照感控要求分类处理各类医疗垃圾，清洁、消毒桌椅并摆放整齐，盖上医疗垃圾桶桌面面板。见图8—图11。

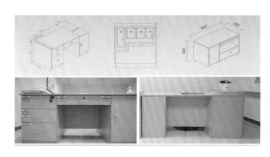

图8　静脉采血桌设计图及外观展示

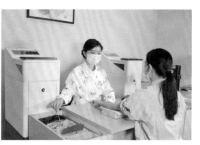

图9　静脉采血操作中

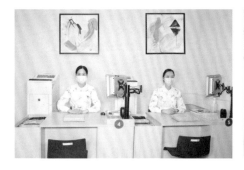

图10　桌面布局

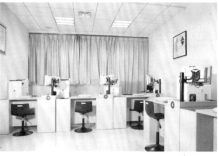

图11　多张静脉采血桌整体效果图

2. 转化

目前已生产成品投入临床使用。

3. 临床应用

该发明设计合理，针对性强，成功解决了常规采血桌存在的桌面狭窄、采血物品散乱、使用效率低下、物品容易掉落、医疗垃圾分类处置困难等问题。临床使用四年以来，以其整洁舒适、实用高效的特性，缩短了体检者等待时间。桌面多功能设计，有利于护理临床操作；垃圾分类处理设置略低于桌面，降低采血护士疲劳度，提高工作效率，得到了采血护士的高度认可。

4. 成果

（1）获国家发明专利，图 12。

（2）荣获首届重庆市卫生健康系统"五小"创新晒"优秀奖"（图13）。

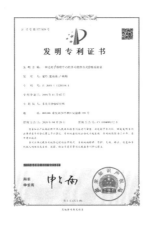
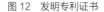
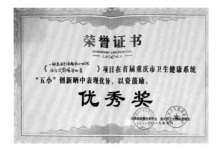

图 12　发明专利证书　　　　　　　　图 13　获奖证书

5. 推广

采血桌采用木质和钢架混合结构制作而成，主要适用于体检中心、门诊、社区、养老院等医疗保健机构，开展静脉采血、静脉穿刺、导管维护等相关诊疗活动。产品物美价廉，易于向基层医疗机构推广。

发明小启示

　　医学护理的技能总是从书本上获得，在老师的带教下传递，然后在患者的支持下熟练。当我们重复地进行某项操作的时候，习以为常地觉得这个流程就该这样，这个环境就该如此，这个摆放就该照例如常。直到某一天，我在一本书上看到"惯性思维是发明最大的敌人"这句话时，心有所感，回想起工作中的惯性操作，才有了这个小发明的最初设想。很多人的小发明是由遇到困难后的反复思考而萌发，而我的发明是通过对惯性操作的回忆主动寻找的，这点心得也许可以激发更多的人去思考，去发明，去创造。

一体式转换接头的设计与应用

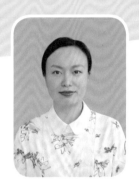

　　胸腹腔穿刺置管引流是我们科室常见的一种治疗方式。引流胸腹水时需要将体内引流管与引流袋连接，由于接口不匹配，临床上常使用胶带反复缠绕固定，存在固定不牢固、引流液浸湿衣物和床单，甚至引起连接部位分离脱落等问题，严重影响患者就医感受，增加护理工作量。发现这些问题后，我和团队成员一直在思考，如何才能使引流袋与导管牢固固定，既便于更换引流袋，又能提高患者的满意度，减少护士工作量？为此，我们团队经过反复思考并查阅文献，设计了一种一体式转换接头，它能同时解决引流袋与导管连接不牢固、患者满意度低、护士更换引流袋不方便等问题，真正地实现了"三全其美"。

不忘初心，砥砺前行。

一、基本信息

新技术题目：一种用于连接引流管的装置

专利号：ZL 2019 2 1863679.1

授权公告日：2020 年 7 月 14 日

发明人：高丽；兰花；陈雯雯；王兴芳；蒋晓梅；吴霞

二、技术领域

该实用新型专利涉及临床护理领域，是一种适用于胸腹腔引流管连接的一体式转换接头。

三、发明内容

该装置包括固定管、直管、连接管、胶管等部分。装置中，固定管 1 与引流管 5 固定连接，且互连互通。固定管 1 的内侧壁与引流管 5 的外侧壁粘接固定，从而使得引流管 5 与固定管 1 形成一体。直管 2 外侧壁开设有外螺纹，连接管 3 内侧壁开设有内螺纹。固定时将固定管 1 与引流管 5 粘接固定，能够使固定管 1 与引流管 5 之间形成可靠的连接关系，避免液体从引流管 5 与固定管 1 的连接处泄漏。连接引流袋 6 的软管 7 上粘接固定有锥形的胶头 14，在连接的时候，将软管 7 上的胶头 14 插入胶管 4 内，即可实现与引流袋 6 的连通。见图 1、图 2。

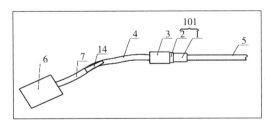

图 1　改良一体式转换接头示意图

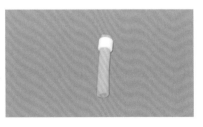

图 2　改良一体式转换接头实物图

> 注：
> 101—连接头；1—固定管；2—直管；3—连接管；4—胶管；5—引流管；
> 6—引流袋；7—软管；14—胶头。

四、转化与临床应用

1. 使用方法

常规消毒导管后，将该转换接头螺纹端与导管端连接（图3、图4），另一端与引流袋连接即可（图5）。整个操作过程需严格无菌技术，避免污染导管、转换接头及引流袋接头。

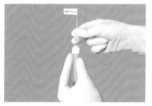 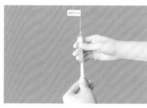 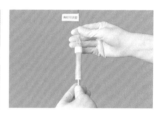

图3　改良一体式转换　　　图4　改良一体式转换　　　图5　改良一体式转换
接头使用时　　　　　　　接头使用时　　　　　　　接头连接好后

2. 转化

目前已生产成品并投入临床使用。

3. 临床应用

（1）时间和地点：2019年10—12月，重庆大学附属肿瘤医院。

（2）对象与方法：选取行胸腹腔穿刺置管引流术的患者共72例，2019年7—9月的30例患者为对照组，2019年10—12月的42例患者为观察组，对照组采用传统连接方法连接，观察组采用设计的一体式转换接头连接，比较两组更换引流袋需要时间、引流袋脱落次数及患者满意度。

（3）效果评价和优点：观察组更换引流袋需要时间及引流袋脱落次数均少于对照组，患者满意度高于对照组，本产品使用至今，未发生因产品问题引发

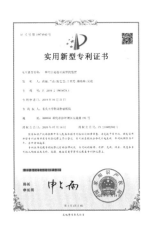

图6　实用新型专利证书

的不良事件和并发症。

4. 成果

获国家实用新型专利，见图6。

5. 推广

该装置使用方便，连接紧密，舒适性好，目前已在重庆大学附属肿瘤医院多个科室使用，未发生不良事件，受到患者、家属及医务人员的认可，并将推广至重庆各医疗机构。

发明小启示

临床工作中经常会遇到一些"小麻烦"，它会降低我们的工作效率，给我们的工作带来安全隐患，降低患者满意度，减慢患者康复速度。但只要我们细心观察、勤于思考、勇于探索、敢于创新、善于总结，用科学的思维思考问题，很多"小麻烦"都将迎刃而解。解决"小麻烦"，推动"大创新"，在科技创新中提高服务能力，提高患者满意度，提升医务人员自身能力，进而推动医院发展，是我们每个"小家"义不容辞的责任！

可调节式针灸治疗保护装置

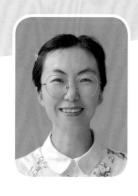

　　中医博大精深，针灸更可谓是"国之瑰宝，医之精髓"。我是一名在中医科工作十余年的资深护士。针灸治疗时，患者需要全身放松，暴露身体治疗部位，针刺后需留针 20~30 min，期间临床常用塑料篮遮挡治疗部位，再盖上被子保暖和保护患者隐私。整个治疗过程中需要患者完全制动，以免保护具移动导致针灸针意外掉落，但年老体弱的肿瘤患者很难长时间保持制动状态，而且肿瘤患者免疫力都有不同程度的下降，身体暴露时间长、天气变化等因素均有可能使患者受凉，从而影响患者的病情和治疗。此外，临床也有采用支被架作为针灸治疗保护架，但均为较厚重的不锈钢制成，长度固定且笨重，无法按需调节或者折叠，不利于使用及收纳。因此，我想能否设计一种轻巧方便的支被架，既能代替塑料篮的作用支撑棉被，还可根据针刺部位的范围调节支撑面积。通过查阅资料，不断设计、改进，一种可调节式的轻便不锈钢支被架诞生了！

如果你永远保持勤奋的工作态度，
你就会得到他人的称许和赞扬。

一、基本信息

新技术题目：用于针灸治疗的可调节式支被架

专利号：ZL 2021 2 0476909.X

授权公告日：2021 年 11 月 19 日

发明人：杨雪梅

二、技术领域

该实用新型专利涉及临床医疗护理，是一种可调节式针灸治疗保护装置。

三、发明内容

该装置由两根平行的可调节长度的中空不锈钢管和三条弧形的细不锈钢条组成。其中，三条不锈钢条两端焊接在两侧不锈钢管上，可根据患者针灸部位的范围调节长度，保护针灸针不被棉被或毯子等碰撞引起患者疼痛、针灸针移位或脱落，保证针灸效果。新型支被架具有结构简单、使用方便、支撑稳固、易于存放的优点，既能为患者治疗提供方便，同时又有利于医护人员对患者针灸治疗效果及病情进行观察。见图 1、图 2。

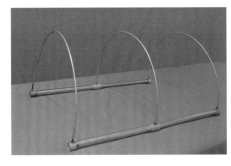

图 1　针灸治疗保护装置整体图

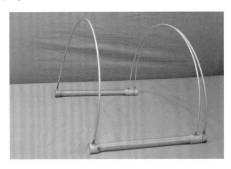

图 2　针灸治疗保护装置折叠图

四、 转化与临床应用

1. 使用方法

医护人员为患者进行针灸治疗，行针完毕，将可调节式支被架置于治疗部位，根据需要调节支撑的长度，调节后将被子或毯子搭在支被架上，见图3。

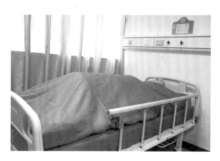

图3　针灸治疗保护装置使用图

2. 转化

目前已生产成品投入临床使用。

3. 临床应用

（1）时间和地点：2020年6—11月，重庆大学附属肿瘤医院中医肿瘤治疗中心。

（2）对象与方法：选取100例针灸治疗的患者，随机分为对照组50例和观察组50例。对照组患者采用传统塑料篮对治疗部位进行遮挡，观察组采用可调节式支被架遮挡。比较两组患者的依从性、舒适度及满意度。

（3）效果评价和优点：可调节式支被架可明显提高针灸治疗患者的依从性、舒适度及满意度。

4. 成果

（1）获国家实用新型专利，见图4。

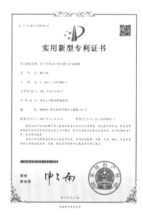

图4　实用新型专利证书

（2）荣誉：获重庆大学附属肿瘤医院"2020 年十大护理新技术"。

5. 推广

可调节式针灸治疗保护装置成本较低、使用便捷，材质轻巧、方便挪动、不易变形，能调节长度及重叠放置，易于收纳，操作简单，医疗机构及居家的针灸患者均可使用。目前已广泛应于临床，深受患者家属及医务人员的好评。

发明小启示

通过这个装置的设计，让我对小发明产生了浓厚的兴趣，我的创新给患者带来福音，也让我和团队获得了从未有过的成就感。通过对临床工作流程及细节的观察，发现问题，并提出可行且有效的解决方法，既能提升患者就医体验和满意度，还能提高护士工作效率，何乐而不为？

胃造瘘体外连接装置

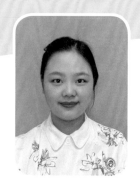

　　"白衣执甲，不负韶华"。大家好，我是肿瘤放疗中心的一名护士，我叫李寿伦。细心护理患者、为患者排忧解难是我的职责和使命所在。这是我从事肿瘤患者临床护理工作的第九个年头，我发现临床常用的胃造瘘管通常为乳胶材料，体外的胃造瘘管末端呈开放式，注食完毕需返折固定导管，且体外管道较短，反折时牵拉造瘘口易引起患者疼痛，严重者可引起造瘘口出血、渗漏、皮肤感染等。传统方法通常使用拼接式自制体外连接管，即裁剪一段无菌引流管连接正压接头，若两者连接不紧密，食物溢出易导致敷料污染，长期刺激易出现感染等并发症。因此，我和团队成员经过反复钻研与实践设计，设计了一种胃造瘘体外连接装置解决了这一问题，该装置可有效防止食物反流，保持造瘘口周围皮肤及衣物清洁，预防感染，降低并发症，切实造福了患者。

做一名有温度的护士。

一、基本信息

新技术题目：胃造瘘体外连接装置

专利号：ZL 2020 2 1445130.3

授权公告日：2021 年 1 月 21 日

发明人：李寿伦；汪春雨；施玉梅；巩晓虹；宋素婷；陈瑶；李芳

二、技术领域

该实用新型专利涉及临床护理领域，是一种胃造瘘体外连接装置。

三、发明内容

该胃造瘘体外连接装置，包括延长管、管帽、卡子及螺旋帽，其中延长管的一端为螺纹接口，螺纹接口连接管帽，延长管的外侧安装有卡子。管帽 2 与延长管 1 及螺纹接口的材料为 ABS 塑料，卡子 3 设有夹扣。见图 1、图 2。

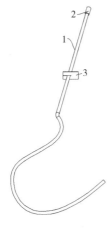

图 1　胃造瘘体外连接管示意图

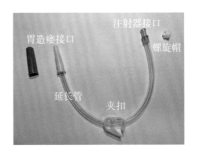

图 2　胃造瘘体外连接管实物图

注：
1—延长管；2—管帽；3—卡子。

四、转化与临床应用

1. 使用方法

患者在完成胃造瘘术后，直接采用该装置（环氧乙烷消毒灭菌）连接造瘘管末端，关闭卡扣并妥善固定。注食时拧开螺旋帽，连接注食器，同时打开卡扣，进行注食。注食完毕，使用少量温开水冲洗造瘘管，关闭卡扣，拧紧螺旋帽即可。本装置各管道与胃造瘘管连接紧密，不易出现食物外溢；体外延长管的长度足够，可有效避免管道牵拉；可控开关注食后即可关闭，能有效防止食物反流，且成本控制方面有一定的优势。护士定期更换体外连接管，可降低感染风险，提高患者生活质量。见图3—图5。

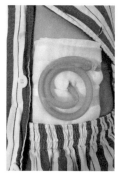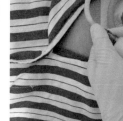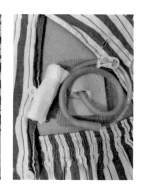

图3 改进前　　　　图4 改进后（注食中）　　　　图5 改进后（注食完毕）

2. 转化

目前已生产成品并投入临床使用。

3. 临床应用

（1）时间和地点：2020年7月至今，重庆大学附属肿瘤医院肿瘤放射治疗中心、胃肠肿瘤中心。

（2）对象和方法：胃造瘘术后患者，使用该装置连接造瘘管。

（3）效果评价和优点：该装置成本低廉、取材方便、操作简便，避免食物溢出污染敷料或长期刺激造瘘口周围皮肤导致感染等并发症。该装置推广使用至今，使用过程中未发生感染、导管脱落等并发症，受到患者、家属及医务人员的好评。

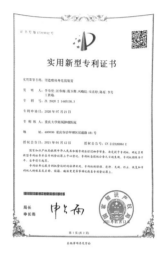

图6　实用新型专利证书

4. 成果

获国家实用新型专利，见图6。

5. 推广

该装置具有成本低廉、操作方便等优势，目前已在临床广泛使用，具有一定的推广价值。

发明小启示

"周虽旧邦，其命维新。"创新是中华民族最鲜明的民族禀赋，作为一名怀有仁爱之心的护士，应始终坚持用科学造福患者，以思考、创新、实践解决临床护理问题的宗旨，为患者提供更加优质的护理服务，让患者切实从中获益。

一体式外固定装置在中心负压吸痰中的设计与应用

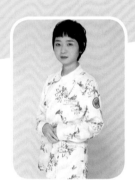

　　专业、细致、体贴……在我眼中，护理不可或缺，护理任重道远。大家好，我是冉欣，是一名从事临床护理工作十余年的护士。护理危重症患者是我日常的工作内容之一，时常奔波于护士站和病房之间，输液、输血、吸氧、吸痰……工作忙碌且充实。一次偶然的机会，在给患者准备吸痰装置时，我发现既要将负压吸痰器及消毒浸泡瓶妥善固定于床旁，还需将吸引连接管盘旋固定，操作过程烦琐，尤其是抢救患者时更是影响抢救效率。为此，我和科室新技术团队从细节入手，设计出一款一体式吸引器外固定装置，它能快速有效地固定吸痰器和消毒浸泡瓶，同时能妥善盘旋固定吸引连接管，避免吸引连接管末端从消毒浸泡瓶内滑出，很好地解决了以前临床中的烦琐操作问题。

用真诚的心，去善待病痛中的每一位患者。

一、基本信息

新技术题目：一体式吸引器外固定装置在中心负压吸痰术中的设计与应用

专利号：无

授权公告日：无

发明人：冉欣；贺秀梅

二、技术领域

该新技术涉及临床护理，是一种用于中心负压吸痰器的外固定装置。

三、新技术内容

该装置包括伸缩拉杆、吸痰瓶放置架、消毒浸泡瓶放置架、吸引管末端固定架和滑轮等部分，见图 1。该装置 1 为可伸缩拉杆，高度可调节，推动时可以拉长，放于床旁时可以缩短，便于妥善放置。装置设有吸痰瓶放置架 2 和消毒浸泡瓶放置架 3，两个放置架均采用透明亚克力材质，可以快速地将负压吸痰瓶和消毒浸泡瓶放入其中，妥善固定，防止侧翻。装置设有吸引连接管固定架 4，可以妥善盘旋固定吸引管。装置设有滑轮 5，便于抢救时快速移动。

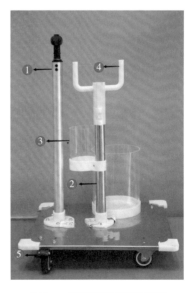

图 1 一体式外固定装置示意图

注：
　　1—可伸缩拉杆；2—吸痰瓶放置架；3—消毒浸泡瓶放置架；4—吸引连接管固定架；5—滑轮。

四、转化与临床应用

1. 使用方法

需要床旁准备中心负压吸痰器时，将一体式外固定装置推至床旁。将吸痰瓶和消毒浸泡瓶分别放置于对应的放置架内，既能妥善固定吸痰瓶和消毒浸泡瓶，又不影响瓶内液体情况的观察。需收纳的吸引连接管可以放置于固定架上，可防止吸引连接管末端从消毒浸泡瓶内滑出引起感染，实现固定妥善、整洁美观，见图2。

2. 转化

目前已生产成品投入临床使用。

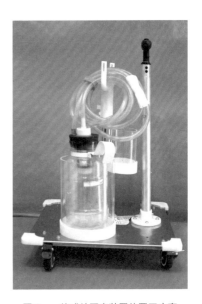

图2　一体式外固定装置放置于床旁

3. 临床应用

（1）时间和地点：2021年3—11月，重庆大学附属肿瘤医院血液肿瘤中心消化内科。

（2）对象与方法：选取血液肿瘤中心、消化内科需床旁备负压吸痰器的患者，随机分为实验组与对照组各20例，实验组采用一体式外固定装置放置中心负压吸痰器，对照组采用传统方法固定，对比两组护士吸痰前准备时间、吸痰后处置时间和工作满意度。

（3）效果评价和优点：实验组护士吸痰前准备时间、吸痰后处置时间和工作满意度均优于对照组。一体式吸引器外固定装置在中心负压吸痰术中的临床效果显著，使吸痰操作方便快捷，提高了护士的工作效率和工作满意度。

4. 成果

无。

5. 推广

该装置成本低廉、使用方便，能有效提升护士的工作效率。现已广泛用于重庆大学附属肿瘤医院各临床科室。

发明小启示

小时候我常想自己像魔法师那样拥有神奇的魔法，帮助有需要的人，为他们带去希望。后来，我成为一名护士，却仍然实现了当初的那个愿望——救死扶伤、治病救人。护理工作需要不断学习、反复练习，同时也要相互启迪、博采众长。在临床中发现问题，构思改进方案，最终科学地解决问题，让更多的患者享受优质、高效的护理服务。

便携式中药外敷套

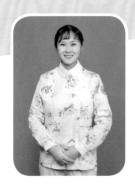

　　我是中医肿瘤治疗中心的一名护士，我坚信护理工作应当通过创新，以更好承担新时代赋予白衣天使的责任。恶性肿瘤患者可能出现癌痛、胸水、腹水等各种不适，影响患者生活质量。中医外治法是中医的一种特色疗法，中药贴敷使用方便、渗透性好、疗效显著、副作用少，受到广大恶性肿瘤患者的好评。目前，中药外敷时多采用医用胶布将外敷药物粘贴在治疗部位，然而这种外敷方式有诸多问题，如患者胶布过敏、皮肤撕伤、药物移位和脱落、污染衣物等。患者外敷体验感差，依从性差，影响治疗效果。因此我想设计一种装置，既可以增加患者使用中医外敷治疗时的舒适度，又能保证贴敷治疗效果。由此我和团队成员经过反复钻研与实践，本着"中医人文"特色，从研究、推敲、修改、确定设计图到制作样品，终于设计出一款中药外敷套，在减轻患者不适感、为患者带来便利的同时，提高护理人员工作效率，实现优质、特色的中医护理服务。

学不博无以道其变，思不精无以烛其微。

一、基本信息

新技术题目：一种便携式中药外敷套的设计与应用

专利号：无

授权公告日：无

发明人：高瑞；王维；张黎丹；杨红；谭露；郭燕

二、技术领域

该装置涉及中医护理用具技术领域，是一种便携式中药外敷套。

三、发明内容

该便携式中药外敷套的选材以纯棉材质为主，包括端带段、松紧带、中药固定袋、母粘扣、魔术贴、防水面等组成。根据患者的体型设计出 4 种型号的外敷套，小号便携式中药外敷套周长 100 cm，中号周长 105 cm，大号周长 110 cm，加大号周长 115 cm，可满足不同体型患者的需求。外敷套中段的一侧增加一个 17 cm×22 cm 大小的口袋（所敷中药大小为 15 cm×20 cm），口袋内层选择防水面料，防止中药外渗污染皮肤及衣物。口袋面朝患者皮肤处的四边使用纯棉布料，用魔术贴固定。见图 1、图 2。

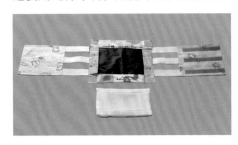
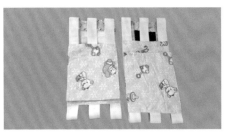

图 1　中药外敷套实物图　　　　图 2　中药外敷套各种型号实物图

四、转化与临床应用

1. 使用方法

将外敷中药调制好后，直接放于便携式中药外敷套中的开口袋内，将开口袋的四边魔术贴粘贴固定，再将药物接触面直接覆盖于患者治疗部位，并根据患者治疗部位大小选择松紧合适的长度固定，如图3、图4所示。

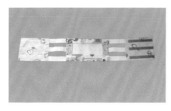 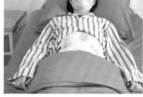 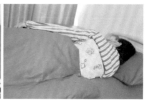

图3　装好贴敷药物的外敷套　　　　　图4　患者使用效果图

2. 转化

目前已生产成品并投入临床使用。

3. 临床应用

（1）时间和地点：2019年3月至2022年3月，重庆大学附属肿瘤医院中医肿瘤治疗中心。

（2）对象与方法：选取行中医外治法敷药的患者100例。其中男56例，女44例，年龄40~70岁。采用随机数字表法将纳入病例随机分为对照组（采用传统的医用腹带或医用胶布固定）和实验组（采用便携式中药外敷套固定），每组50例，比较两组患者的依从性、舒适度、满意，以及中药外敷治疗并发症发生率。

（3）效果评价和优点：实验组患者的依从性、舒适度、满意度均优于对照组；实验组并发症发生率低于对照组。该装置制作简单，使用方便，固定妥当，患者感觉舒适，能够有效解决传统固定方式的不足，且能充分发挥中医外敷治疗效果，有益于患者康复。该装置的使用不仅提高了患者满意度，还极大地提高了护士的工作效率。

4. 成果

无。

5. 推广

该装置具有成本低廉、使用方便快捷等优势，已在重庆大学附属肿瘤医院多个科室推广使用，受到患者、家属及医护人员的高度认可，且在使用过程中未发生因装置问题引发的不良事件和并发症。

发明小启示

便携式中药外敷套从构思、设计，到制作成品的过程让我受益匪浅，也使我深刻地认识到，在日常护理工作中要有一双善于观察、善于发现的眼睛，再通过不断地思考、构思及实践，科学地解决问题，从而为患者提供更加优质的护理服务，让患者获益。

会移动的"爱心"输液架

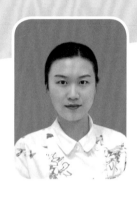

　　"护士，护士，我想下床活动一下，但是液体还没有输完，你帮我看一下还有没有移动的输液杆？""好的，我马上给您找一下。"这时我像往常一样将移动输液架推至患者床旁，协助患者下床。由于输液架地面端受力面积小，稳定性不高，加之各种管道和引流瓶较多，输液杆无法满足患者的移动需求。如何满足患者下床期间安全输液的需要，带着改进目标，我和团队成员经过反复钻研与实践，设计了一款多功能输液架，能有效解决患者术后早期下床活动的问题，促进患者快速康复。

日日行，不怕千万里；常常做，不怕千万事。

一、基本信息

新技术题目：多功能输液架在胸部肿瘤术后患者中的应用

专利号：无

授权公告日：无

发明人：颜莹；阳仁美；李娅；周丽兰；魏巍

二、技术领域

该新技术涉及临床护理，是一种多功能输液架。

三、发明内容

本装置包括底板、移动架、立柱、引流放置架、物品放置架等结构。多功能输液架通过设置挂钩组 10，可同时悬挂多个输液瓶，提高利用空间。连接杆 31 的一侧连接有扶手套环 32，扶手套环 32 的左右两侧套设有防滑胶套 33，扶手套环 32 前后两侧安装有物品放置框 34，物品放置框 34 两侧安装在连接杆 31 上，患者手持扶手套环可自行走动。患者随身物品可放置于物品放置框 34 中。设置引流放置架 5，第一螺纹孔内安装有第一锁紧螺杆 21，第一锁紧螺杆 21 的另一侧安装有第一扭动盘 22，通过调节锁紧螺杆和扭动盘，可以使引流装置妥善固定；移动装置 3，在移动的过程中，通过减震弹簧和支撑弹簧能够使橡胶滑轮运动时更加平稳，见图 1、图 2。

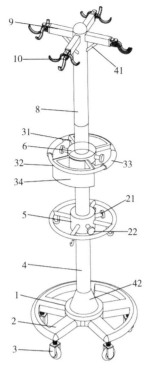

图1 多功能输液架示意图

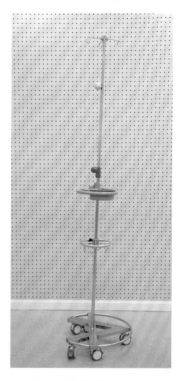

图2 多功能输液架实物图

注:

1—底板;2—移动架;3—移动装置;4—立柱;5—引流放置架;6—物品放置架;7—螺纹柱;8—手持架;9—横梁;10—挂钩组;11—轴承;12—旋转杆;13—内凹槽;14—导向套;15—支撑弹簧;16—垫板;17—减震弹簧;18—滑轮安装板;19—橡胶滑轮;20—调节套;21—第一锁紧螺杆;22—第一扭动盘;23—横杆;24—圆环套;25—导向槽;26—滑动轴承;27—引流挂钩;28—安装套;29—第二锁紧螺杆;30—第二扭动盘;31—连接杆;32—扶手套环;33—防滑胶套;34—物品放置框;35—安装板;36—侧板;37—铰接杆;38—第一挂钩;39—第二挂钩;40—第三挂钩;41—斜撑杆;42—加强套。

四、转化与临床应用

1. 使用方法

患者手术前一天，责任护士向患者及家属进行该装置使用方法的宣教。待术后患者身体情况允许后，责任护士将输液架放置于患者床旁，协助患者下床，将液体以及各管道妥善固定至多功能输液架上。患者可借助扶手套环下床活动，并独自行走。多功能输液架悬挂液体部分的管径与床旁一致，患者上下床无须单独取挂液体，可以根据患者的身高或引流管长度，通过锁紧螺纹杆上下调节挂钩（图3）。

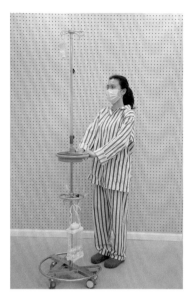

图3　多功能输液架辅助下床活动图

2. 转化

目前已生产成品投入临床使用。

3. 临

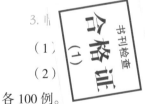

（1）21年3—10月，重庆大学附属肿瘤医院胸部肿瘤中心。

（2）取胸部肿瘤中心术后患者，随机分为实验组与对照组各100例。后使用多功能输液架，对照组使用普通输液架，对比两组患者术后首次下床活动时间、肛门排气时间及患者满意度。

（3）效果评价和优点：实验组患者术后首次离床活动时间、肛门排气时间早于对照组，实验组患者满意度高于对照组，以上差异均具有统计学意义（$P<0.05$）。本产品使用至今，未发生因产品问题引发的不良事件和并发症。目前该产品已在本院多个科室全面使用，受到患者、家属及医务人员的高度认可。

4. 成果

无。

5. 推广

本产品具有成本低廉、安装方便快捷等优势，现已推广至外科术后患者中使用，使用过程中均未发生因下床活动而发生的跌倒坠床事件及导管滑脱事件，使用反应普遍良好。

发明小启示

在细微处发现问题并解决问题，要敏于观察，需要我们坚持多学习、多思考，在相同中找不同，从共性中找个性。这次小改进让我明白了护理创新的重大意义，未来我将更加踏实地走下去，让热爱工作的种子发芽、生长，直到开出绚烂的花。

第三篇

护理服务篇

管道守护者
——无菌伤口敷料与导管固定二合一装置

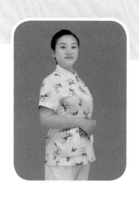

　　在懵懂的年纪，我怀揣着对白衣天使的崇拜，成了一名护理工作者，努力为患者提供满意的服务。带着"急患者之所急，想患者之所想，解患者之所需"的护士梦，转眼间，我已工作十余载。我叫陈君，是重庆大学附属肿瘤医院胃肠肿瘤中心的一名病区护士长。我深知腹腔引流管对腹部手术患者术后康复的重要性，它不仅是术后病情观察的重要通道，也是促进患者康复的重要治疗手段。在工作中，我发现患者常因留置引流管而感觉不舒适，影响术后活动，甚至发生导管移位、滑脱等情况。如何更好地固定引流管，最大程度发挥引流管的作用，同时减少固定导管的操作时间，还能增加患者舒适感、美观度，一直是困扰外科护理人的难题。我科室护理团队经过查阅大量文献和实证研究，设计了一款无菌伤口敷料与导管固定二合一装置，可以很好地解决目前导管护理中存在的问题。

我愿做患者生命里的一束光。

一、基本信息

新技术题目：无菌伤口敷料与导管固定二合一装置的设计及应用

专利号：ZL 2019 1 0468139.1

授权公告日：2021 年 3 月 30 日

发明人：陈君；刘晓宇；李小东；余思缘；张泰敏

二、技术领域

该发明涉及医疗器械技术领域，为一种用于腹腔引流患者的医用敷料。

三、发明内容

本装置敷贴大小为 80 mm × 80 mm，材质柔软，由敷芯与翼边两部分组成。敷芯设计如图 1，敷芯内含可吸收渗液的海绵 20 mm × 20 mm。装置右侧有一开口，中间有一通过口，方便引流管通过，该设计可起到保持引流管口无菌、密闭、吸收渗液的作用。敷贴翼边为固定引流管道装置。本装置的主要创新点在于无菌伤口敷料与导管固定装置二合一，优化导管固定方式，简化换药流程，增加患者舒适度。

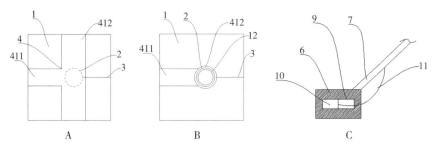

图 1　装置设计图

注：
1—敷芯；2—通孔；3—开口；4—敷贴；411—水平段；412—竖直段；
9—滑槽；10—滑块；11—铁丝；12—腹腔引流管。

四、转化与临床应用

1. 使用方法

使用该装置时，先将引流管通过底层敷芯开口，置于引流管通过口处后，然后将敷贴平展地贴于皮肤，最后将翼边贴于引流管，尽可能地包裹引流管。

2. 转化

目前已生产成品并投入临床使用。

3. 临床应用

（1）时间和地点：2019 年 4—11 月，重庆大学附属肿瘤医院胃肠肿瘤中心。

（2）对象与方法：选取胃肠肿瘤中心术后留置腹腔引流管的患者 126 例，将其随机分为实验组与对照组，对照组患者采用常规纱布覆盖伤口及体外导管固定敷贴进行引流管固定，实验组患者采用无菌伤口敷料与导管固定二合一装置固定引流管，比较两组患者使用满意度、导管移位发生率、护士操作时间。

（3）效果评价和优点：实验组患者满意率为 98%，显著优于对照组，差异有统计学意义（$P<0.05$）；实验组导管移位发生率为 3.2%，对照组为 30.1%，实验组固定效果显著强于对照组，差异有统计学意义（$P<0.05$）；实验组操作流程简便耗时少，为（10.56 ± 0.75）s，对照组为（18.19 ± 0.98）s，差异有统计学意义（$P<0.05$）。本产品操作简便，耗时少，可有效固定引流管，降低导管移位发生率，提高患者满意度，提升护士操作效率，得到患者、家属及医务人员的高度认可，值得推广应用。

4. 成果

（1）获国家发明专利，见图2。

（2）发表论文：余思缘，陈君，刘晓宇.无菌伤口敷料与导管固定二合一装置的设计与应用[J].医药卫生，2020，9(2)：148-149.（图3）。

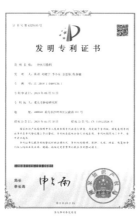

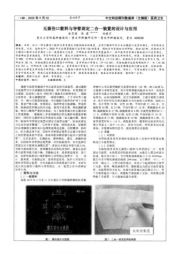

图2　发明专利证书　　　　　　图3　论文首页

5. 推广

该产品材质柔软，操作简便，固定快速，可有效固定引流管，降低导管移位发生率，提高患者满意度。临床应用效果满意，值得推广应用。

发明小启示

细微显真情，平凡塑人心。护士工作虽平凡，却是患者住院期间接触最多的人。护士需要有一双善于发现的眼睛、有一颗善于共情的爱心，及时发现患者需求，努力解决患者顾虑。在漫漫护理路上，每一次小小的创新，都可能会为患者的生命带去温暖和光亮。

深静脉置管患者多功能病员服

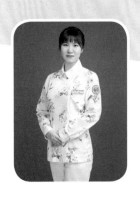

　　巧改病员服，我是设计师。大家好！我是吉佳，一名从事神经外科护理工作十余年的护士。曾经，我梦想过成为一名"设计师"，现实中，我是一名如假包换的白衣天使，一名PICC专科护士。我工作中的一项重要内容就是输液。输液，是一件很普通的事情，可随着静脉输液治疗的专科化发展，深静脉导管在临床上使用日益普遍。工作过程中我发现，为预防感染，深静脉导管敷贴需定期换药，穿刺后24 h内换药一次，常规每周换药一次，若出现敷贴卷边、松动、潮湿时需及时换药。换药时，需卷起患者衣袖或解开病员服才能暴露相应换药部位，耗时长，还容易暴露患者隐私，导致患者受凉。为了解决这个困扰，我和团队成员经过反复钻研与实践，设计了一款多功能病员服，它既能最大程度地暴露操作部位，又能保护患者隐私，操作方便快捷，提高了患者的舒适感。

精益求精、严谨求实。

一、基本信息

新技术题目：多功能病员服

专利号：ZL 2017 1 0296507.X

授权公告日：2018 年 9 月 18 日

发明人：吉佳；邓燕宏；崔丽娟；刘薇；张英

二、技术领域

该国家发明专利属于服装设计领域，涉及患者病员服的设计与使用。

三、发明内容

该发明目的在于提供一种多功能病员服，方便医务人员为患者进行深静脉置管及换药，同时避免患者在穿刺或换药过程中受凉。

为达到上述目的，该发明提供一种多功能病员服，包括衣服本体和安装在衣袖和两侧锁骨下方的活动窗。衣服本体包括内层和外层。内层的边部与外层的边部固定连接，衣服本体的袖口处安装有可与风机输出管可拆卸连接的输入管。衣服设有活动窗，活动窗包括滑槽，滑槽的一侧开有用于扎针的扎针口。扎针口靠近滑槽的一端安装有可打开的活动机构，包括覆盖层和活动层。覆盖层的一端固定在衣服本体上，另一端与衣服本体可拆卸连接。覆盖层靠近皮肤的一面可拆卸连接有固定止血单元，固定止血胶布和贴附在固定止血胶布上的保护膜。活动层的一端安装有滑动连接在滑槽内的滑动块，活动层远离滑动块的一端与衣服本体可拆卸连接。活动层包括可伸展成条状的缓冲部，缓冲部上安装有可对缓冲部进行收叠的收叠单元。缓冲部的端部固定有绑带，绑带上安装有可将绑带固定成环状的固定单元。当患者需要换药时，也可以打开活动机构直接进行,不需要患者卷起袖子或解开衣服,方便快捷,且不会暴露患者隐私。
见图1—图5。

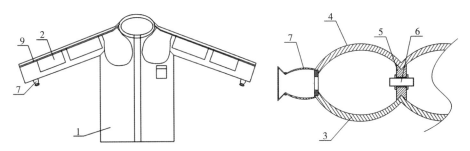

图1　多功能病员服的实施例的结构示意图

图2　衣服本体的局部剖视图

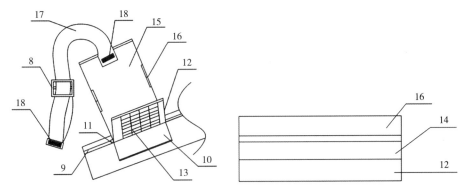

图3　活动窗的结构示意图

图4　活动机构的结构示意图

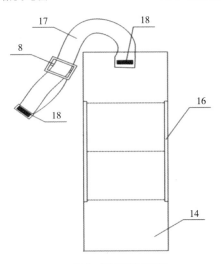

图5　活动层的展开图

注：

1—衣服本体；2—活动窗；3—内层；4—外层；5—支撑部；6—气囊；7—输入管；8—调节套；9—滑槽；10—扎针口；11—滑动块；12—覆盖层；13—固定止血单元；14—活动层；15—缓冲部；16—收叠单元；17—绑带；18—固定单元。

四、转化与临床应用

1. 使用方法

该多功能病员服使用时，先将衣服本体充入气体，对患者进行保暖，防止患者在置管过程中受凉。穿刺或者换药时，医护人员可直接将活动机构打开并进行相应操作，不需要将袖子卷起来或者解开病员服，操作方便快捷，且能够有效保护患者的隐私。

2. 转化

目前衣服已生产成品，保暖功能有待进一步研发。

3. 临床应用

初步病员服已在临床使用，见图6、图7。

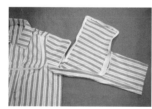 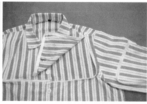 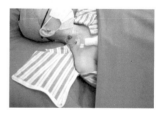

图6　实物图　　　　　　　　　　　图7　患者使用图

4. 成果

获国家发明专利，见图8。

5. 推广

该款多功能病员服将进一步优化保暖属性（研发产热装置）。但设计理念中，衣服能最大程度地暴露深静脉穿刺或换药的部位，保护患者隐私，操作方便快捷，增强患者舒适感，具有推广意义。

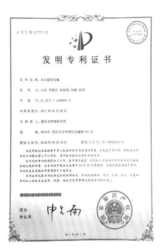

图8　发明专利证书

发明小启示

构思与改进，是护士不断的追求。天使情怀促使我学会更细致地观察日常护理工作中患者存在的问题，并通过不断地思考、构思及实践，去解决问题。争做优质服务的实践者、护理文化的建设者，守护生命健康，助推护理发展。

一件式多功能外阴癌术后康复裤

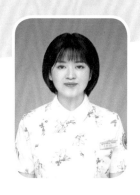

　　我是妇科肿瘤中心的护士肖霞。有人曾这样说："拉开人生帷幕的是护士，为你谢幕的也是护士。"是啊，人的一生当中有谁不需要护士的细致关心和照顾呢？我为自己是护士队伍中的一员而感到自豪。一眨眼的功夫，我已在医院工作十一年了。这些年，我一直本着"以患者为中心"的服务理念，以"减轻患者痛苦、促进患者康复"为目标，踏踏实实地做好护理工作，解决临床实际问题。在工作过程中，我发现外阴癌根治术切除范围广、损伤大，术后需对患者淋巴结切除区域给予沙袋加压联合持续负压引流，以预防皮瓣坏死、切口愈合不良、淋巴水肿等并发症。但沙袋易滑落，不利于患者翻身抬臀活动，更不能满足患者下床活动。因此，我和团队成员经过反复钻研与实践，设计了一款外阴癌术后康复裤，它能有效压迫创面，且解决了沙袋滑落、翻身及活动受限的烦恼，还可以保护患者隐私。

尊重自己，尊重别人，保持尊严，对自己的行为负责。

一、基本信息

新技术题目：外阴癌康复裤

专利号：ZL 2019 2 0394071.2

授权公告日：2019 年 12 月 10 日

发明人：肖霞；陈月梅；熊秀兰

二、技术领域

该实用新型专利涉及临床护理领域，是一种适用于外阴癌术后患者使用的多功能康复裤。

三、发明内容

该康复裤主体结构包括内层开裆裤和外罩短裙（图 1、图 2）。裤裆开口前面上至两髂前上棘连线，后面开口上至臀裂最高点，下至大腿内侧上 1/3 处，其间均为弧形连接（图 2）。开裆裤的外侧裤缝平髂前上棘、髂前上棘至大腿外侧上 2/3 之间分别缝第一、第二弹力绷带及导管固定部件（图 2：4~7）。第一环形弹力绷带用于腹股沟淋巴结切除术后压迫腹股沟皮瓣使其更好地贴合肌层，促进伤口愈合，减少局部渗液（图 2：8、9）。第二环形弹力绷带位于髂前上棘至大腿外侧上 2/3 之间，斜边平行于腹股沟斜形走向，用于传统外阴癌手术切除缝匠肌和长收肌后，对大腿内侧上 1/3 段皮瓣加压包扎，减少局部渗液，促进切口愈合（图 2：7、9）。管道固定部件用于固定负压引流管，并在密封圈的辅助下使导管不易滑动，避免管道牵拉滑脱、打折扭曲等（图 2：10）。外罩短裙缝合在无裆裤裤腰处连为一体，裤腰以无弹力系带抽绳调节腰围大小（图 1：3）。医护人员为患者行会阴伤口治疗护理等操作需暴露会阴部时，掀开外罩短裙即可进行。患者下床活动及需要遮挡时，外罩短裙可保护患者隐私。

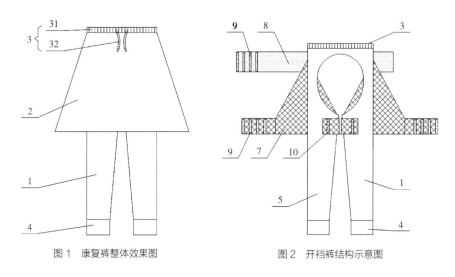

图 1　康复裤整体效果图　　　　　　图 2　开裆裤结构示意图

注：
1—开裆裤；2—外罩短裙；3—裤腰，无弹力系带；4—松紧裤脚；5—开裆裤；7—第二环形弹力绷带；8—第一环形弹力绷带；9—魔术贴；10—导管固定环。

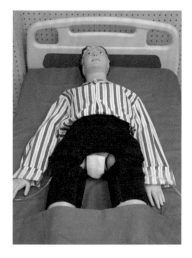

图 3　外阴癌康复裤应用效果图

四、转化与临床应用

1. 使用方法

术后患者依照自身体型，选择不同型号康复裤。首先将第一、第二环形弹力带拆开，穿好无裆裤主体。根据尿管及引流管出口方向固定整理好管道。然后根据需要将第二环形弹力绷带调节合适压力，围合固定在一起。将第一环形弹力绷带围合调节至合适的压力后，长段弹力绷带绕过患者骶尾部围合一圈再固定。最后整理外罩短裙（图 3）。

2. 转化

目前已制作成品并投入临床使用。在后期临床应用过程中随着手术方式改进，手术创伤范围减小，导致康复裤第二环形弹力绷带闲置，使用第一环形弹力绷带调节压力过程及整体穿着较为复杂。经团队讨论结合临床实际进行调整：取消第一、第二环形弹力绷带，在腹沟处设置可封闭式口袋，内置沙袋固定压迫。为方便穿着及整体美观将长裤改变为短裤，设置可拆卸外罩短裙，其余装置不变。

3. 临床应用

（1）时间和地点：2019 年 1 月至 2020 年 3 月，重庆大学附属肿瘤医院妇科肿瘤中心。

（2）对象与方法：选取妇科肿瘤中心外阴癌根治术后患者，实验组与对照组各 40 例，实验组使用多功能康复裤，对照组使用常规方法，对比其术后皮瓣愈合情况、引流管折叠受压的发生率及患者满意率。

（3）效果评价和优点：实验组引流管折叠受压的发生率及患者的满意率优于对照组，差异有统计学意义（$P<0.05$）。两组患者均未发生术后皮瓣愈合不良病例。康复裤便于医护人员进行会阴伤口检查、换药等操作，外罩短裙保护患者隐私。

4. 成果

（1）获国家实用新型专利，见图 4。

（2）荣誉：《一件式多功能外阴癌术后康复裤的设计与应用》在 2020 中国肿瘤学大会上被评为"青年优秀论文三等奖"（图 5）。

5. 推广

该装置旨在促进外阴癌患者术后切口愈合，同时还可推广至外阴、阴茎、肛周创伤及肛周皮肤异常患者，受到患者家属及医护人员认可。

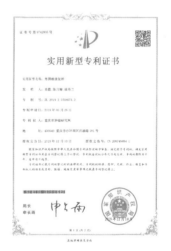

图 4　实用新型专利证书

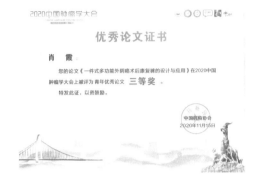

图5 获奖证书

发明小启示

在临床工作中我始终秉承"急患者所急，想患者所需"的工作宗旨，在解决患者临床实际问题中，不断探索新的方法，借助科研新技术的开展，我的创新思维得到极大的提升，也得到同事、患者和家属的高度认可。同时，也让我深刻地体会到只要怀揣对患者的关爱，秉承对工作严谨认真的态度，护士也可以突破传统思维，创造更多新的护理方法，为患者的健康保驾护航！

巧改病员服

——医用灌肠专用裤

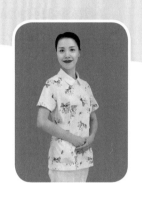

　　我心目中的理想护士应该是新时代的南丁格尔，充满着爱心、智慧、自信和创新精神，守护健康，关爱生命。大家好！我是一名从事胃肠肿瘤护理工作十多年的护士小姐姐，用青春活力和爱心热忱守卫着肿瘤患者的健康。大家都知道早期的筛查能够显著降低大肠癌的发病率和死亡率。肠镜检查是目前发现大肠癌及癌前病变最安全、简便、有效的方法。但是肠镜检查前常常需要灌肠或口服导泻剂来清洁肠道。一般清洁灌肠会反复进行多次操作，加之灌肠后患者排便次数增加，反复多次穿脱病员裤容易导致患者受凉、隐私暴露。对于控便能力较差的老年患者，可能会导致污染病员裤、异味散发，反复穿梭于病床与厕所之间易发生跌倒等不良事件。传统病员裤多为系腰款，不利于穿脱。为了更好地落实"以患者为中心"的优质护理核心理念，我与科室团队对病员裤进行了改良设计，制作成新型医用灌肠专用裤，适用于灌肠患者、肠镜检查及腹泻患者等。患者无须反复穿脱，在日常行走、坐卧、站立时活动自如，提高了患者的舒适度，减少了隐私暴露。

护世人健康，护生命无恙！

一、基本信息

新技术题目：医用灌肠专用裤

专利号：ZL 2019 2 0818868.0

授权公告日：2020 年 7 月 24 日

发明人：冯媛；李静；李小东；傅莉娜；张芮

二、技术领域

该实用新型专利涉及临床护理，是一种医用灌肠专用裤。

三、发明内容

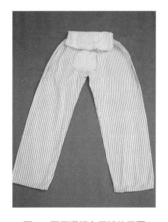

图 1 医用灌肠专用裤使用图

该发明是在普通病员裤的基础上进行改良。将病员裤腰部系带改为可收紧裤腰的松紧带，在前裤片下腹部左右各缝制一 20 cm × 20 cm 的纯棉布口袋，便于患者放置卫生纸、手机等随身物品。后裤片沿裤裆缝线部分拆开，在臀部处做一直径约 22 cm 圆洞。在后裤片臀部上方加一块 24 cm × 26 cm 的纯棉盖布，在盖布上方外侧、盖布下方内侧、盖布下方内侧对应病员裤外侧使用背胶魔术粘条，见图 1。

四、转化与临床应用

1. 使用方法

患者穿戴医用灌肠专用裤，满足在日常行走、坐卧、站立时完全遮盖住会阴部和臀部。在进行灌肠操作和肠镜检查时，将后裤片臀部的棉盖布打开，用背胶魔术粘条上下粘住，暴露出肛门，即可完成灌肠和肠镜检查。整个过程不会暴露患者隐私，不影响患者的体位变化和医生的操作，见图2、图3。

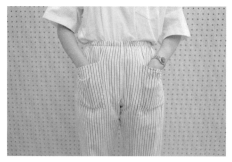 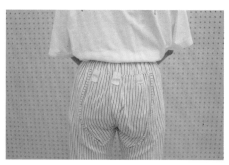

图2 医用灌肠专用裤使用（正面）　　　图3 医用灌肠专用裤使用（背面）

2. 转化

目前已生产成品投入临床使用。

3. 临床应用

（1）时间和地点：2019年2—8月，重庆大学附属肿瘤医院胃肠肿瘤中心。

（2）对象与方法：选取胃肠肿瘤中心进行肠镜检查或治疗的100例患者，随机分为研究组和对照组各50例。对照组患者穿着普通病员裤，研究组患者穿着医用灌肠专用裤。比较两组患者在穿着期间的舒适度、隐私暴露程度、床单位污染情况、患者及医护满意度。

（3）评价和优点：研究组病员裤舒适度、隐私保护、床单位清洁度、患者感受的各项指标均优于对照组，差异有统计学意义（$P<0.05$）。目前该项目已在本科室广泛使用，未发生因产品问题引发的不良事件和并发症。医用灌肠专用裤可反复使用，并进行清洗、消毒，不会增加患者经济负担，减少了一次性垫单的使用，有效节约医疗成本。医生操作方便，提高了诊疗效率，受到患者、家属及医务人员好评。

4. 成果

（1）发表论文：冯媛，李静. 医用灌肠专用裤的设计及应用 [J]. 养身保健，

2020，(16)：293.（图4）。

（2）获国家实用新型专利，见图5。

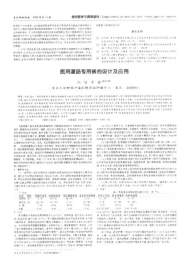

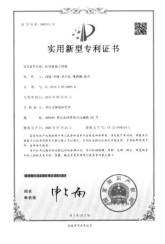

图4　论文　　　　　　　　　图5　实用新型专利证书

5. 推广

该装置产品制作成本低廉、临床应用便捷，适用于灌肠、肠镜检查、腹泻等患者，不仅可提高患者舒适度，减少隐私暴露，还能满足患者日常行走、坐卧、站立等活动，值得推广使用。

发明小启示

新时代的护士注重临床实践，勇于开拓创新。我和团队成员在日常护理工作中不断激发灵感，从小发明的构思成型到成果转化，一直践行一名护士应有的护理情怀。做一个爱思考的有心人，一个小发明或许能给患者带来希望，一个微小的改良也能造福患者。

背阔肌重建术的"秘密武器"

——可充气粘贴式功能垫

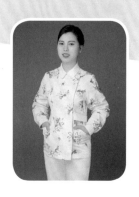

　　众所周知，乳腺癌是威胁女性健康的高发恶性肿瘤之一，手术根治是主要的治疗方法。随着乳腺癌诊疗技术日新月异的发展，近年来乳腺癌背阔肌重建术的应用日趋广泛。背阔肌重建术中胸背动静脉是皮瓣唯一的血供来源，为了保证皮瓣的存活率，确保手术的成功，就必须保证供区胸背动静脉部位处于悬空状态。临床上以往常采用普通软枕垫于患者背阔肌处，但由于患者体型胖瘦不一、软枕大小尺寸无统一标准，且翻身易致移位等，供区动静脉悬空效果并未得到有效保障。患者不仅要承受手术后引起的疼痛，还要关注软枕的放置部位与效果。因此我想设计一种大小适中、可以调节高度且不会移位的功能垫，这样不仅能使患者感到舒适，还能保证护理质量，减少并发症的发生。由此我和团队成员经过反复推敲与实践，设计了一种可充气粘贴式功能垫。充气后的功能垫不仅能自行调节充气高度，还能固定和调节放置位置。这样既能有效悬空供区动静脉，又能起到术区局部压迫止血的作用，提高了患者的舒适度与满意度，同时也保证了术后的安全，降低了术后并发症的发生率。

以心为灯，愿做生命的守护天使。

一、基本信息

新技术题目：一种自制可充气粘贴式功能垫在乳腺癌背阔肌重建术后的应用

专利号：无

授权公告日：无

发明人：邓友敏；陶文静；田瑶；李雪梅

二、技术领域

该实用新型功能垫属于医疗器具技术领域，是一种可充气粘贴式功能垫。

三、发明内容

可充气粘贴式功能垫主要构件如下：功能垫主体 1 包括有外套 2，外套 2 内安装有乳胶内芯 3，乳胶内芯 3 内设有上下两层，乳胶内芯 3 的上层充填有泡沫颗粒 4，乳胶内芯 3 的下层安装有隔板 5，隔板 5 表面安装有充气气垫组 6，充气气垫组 6 包括有第一气囊 7、第二气囊 8、第三气囊 9、第四气囊 10 和第五气囊 11，第一气囊 7 与第二气囊 8 呈水平状态安装在隔板 5 上，第三气囊 9、第四气囊 10 和第五气囊 11 呈垂直状态安装在隔板 5 且位于第一气囊 7 与第二气囊 8 之间，第四气囊 10 安装在第三气囊 9 的两侧，第五气囊 11 安装在第四气囊 10 的两侧，第一气囊 7 安装有第一控制阀，第一控制阀连接有第一充气管 12，第二气囊 8 安装有第二控制阀，第二控制阀连接有第二充气管 13，第三气囊 9 安装有第三控制阀，第三控制阀连接有第三充气管 14，第四气囊 10 安装有第四控制阀，第四控制阀连接有第四充气管 15，第五气囊 11 安装有第五控制阀，第五控制阀连接有第五充气管 16，第一充气管 12、第二充气管 13、第三充气管 14、第四充气管 15 和第五充气管 16 的输入口贯穿外套 2 并延伸至其外侧，乳胶内芯 3 底部安装有承板 17，承板 17 底部安装有魔术贴 18，乳胶内芯 3 表面两侧安装有呈背阔肌状结构设置的按摩板 19。见图 1、图 2。

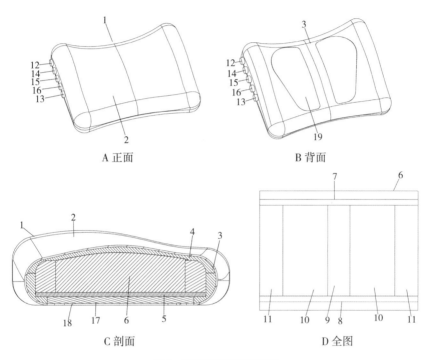

A 正面　　　　　　　　　　　B 背面

C 剖面　　　　　　　　　　　D 全图

图 1　充气气垫组结构示意图

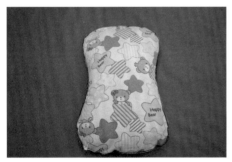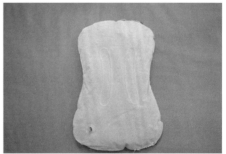

图 2　充气气垫组实物图

注：

1—功能垫主体；2—外套；3—乳胶内芯；4—泡沫颗粒；5—隔板；6—充气气垫组；7—第一气囊；8—第二气囊；9—第三气囊；10—第四气囊；11—第五气囊；12—第一充气管；13—第二充气管；14—第三充气管；15—第四充气管；16—第五充气管；17—承板；18—魔术贴；19—按摩板。

四、转化与临床应用

1. 使用方法

在使用时，魔术贴将功能垫主体贴于病床床单上，避免患者翻身后出现移位。可根据体型自主选择充气量，充气装置将泡沫颗粒向上顶，贴合患者的背部，起到压迫止血的作用。充气后的功能垫不仅能悬空胸背动静脉部位，为患者提供良好的舒适感体验，同时保证了术后的安全，降低了术后并发症的发生，见图3。

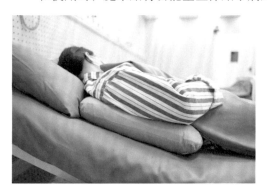

图3　可充气粘贴式功能垫患者使用图

2. 转化

目前已生产成品投入临床使用。

3. 临床应用

（1）时间和地点：2021年3—12月，重庆大学附属肿瘤医院乳腺肿瘤中心。

（2）对象与方法：选取乳腺癌背阔肌重建术的患者32例作为观察组。观察组在原有背阔肌护理常规的基础上，使用可充气粘贴式功能垫。回顾性分析2020年1—12月在乳腺肿瘤中心行乳腺癌背阔肌带蒂皮瓣转瓣成形术的患者32例作为对照组。对照组按照背阔肌护理常规，术后使用原有的软枕。评价指标为患者对功能垫的满意度、术后并发症的发生率。

（3）效果评价和优点：采用可充气粘贴式功能垫的观察组满意度为99.25%。本产品使用至今，乳腺癌背阔肌重建手术并发症发生率明显降低，受到患者、家属及医务人员的高度认可。

4. 成果

无。

5. 推广

本产品制作成本低廉，利于推广应用，可最大程度地节约医疗资源。现已广泛应用于乳腺肿瘤中心。该功能垫不仅可以用于乳腺癌重建术后患者，也可作为患者翻身时的支撑垫，还可以抬高患肢，用于缓解水肿。

发明小启示

发明来源于生活，只要善于发现生活中的问题，积极寻求解决办法，就能擦出思维的火花。通过发明创造为患者排忧解难，提供更加优质的护理服务，让患者从中获益，也使我体会到了护理的真谛和职业的成就感。

让引流管"隐身"的便携式携带装置

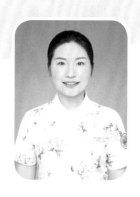

　　乳腺癌患者手术后需要早期活动促进恢复，但是很多患者术后都不愿意下床活动，这是为什么呢？我脑海里常有这样的疑问。后来我才慢慢明白，爱美之心，人皆有之，女性天性敏感，注重形象，更是如此，很多患者因为形象原因不愿接受引流管的存在，都曾对我抱怨过"这么多管子看着好吓人、好丑呀！"加之乳腺癌患者术后留置引流管时间较长，携带引流管时不方便下床活动；患者和家属都是第一次遇到这样的情况，非常地紧张，害怕自己不小心将引流管拔出。为了鼓励患者下床活动，并且保证携管安全性，我和我的小伙伴们设计了一款既方便携带，又不影响医护人员观察引流液，还可以"隐藏"引流管的便携式携带装置，减轻了患者心理负担，让乳腺癌术后患者在携管期间，能大大方方地走在医院、公园、街上……

不忘初心，砥砺前行。

一、基本信息

新技术题目：一种伤口引流管的携带装置

专利号：ZL 2021 2 0864438.X

授权公告日：2021 年 11 月 26 日

发明人：杨婷婷；贾谢辉；熊海蓉；张欢；曾晓华

二、技术领域

本新型实用专利涉及临床护理，是一种分隔式引流管携带装置。

三、发明内容

该分隔式引流管携带装置整体为斜挎包形态，袋身正面采用透明材质，便于引流管的观察，背面为防水布面可保护患者隐私；袋内采用隔断将其分为两个小袋，分别装两根引流管；袋身下端设计"拱桥"式拉链，可开放袋身，方便直接放引流液；肩带采用可调节肩带，可根据患者身高调节长短；背面设计小口袋，便于患者放置随身携带物品。见图 1、图 2。

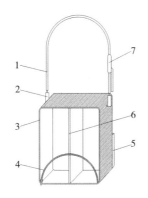
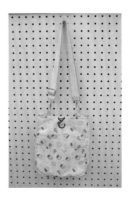

图 1 分隔式引流管携带装置示意图　　图 2 分隔式引流管携带装置实物图

> 注：
> 1—肩带；2—肩带固定扣；3—袋身正面（透明面）；4—拱桥形拉链；
> 5—袋身背面小口袋；6—袋内隔板；7—肩带调节扣。

四、转化与临床应用

1. 使用方法

患者术后第一天，下床活动时，指导患者及家属该分隔式引流管携带装置的使用方法。具体方法为：患者起床坐于安置引流管侧床沿，护士指导家属取下固定于床边的负压引流球及引流袋；将引流袋、负压引流球按顺序分别装于该分隔式引流管携带装置里；调节肩带调节扣，将肩带斜挎于健侧肩，起身下床活动；活动过程中注意引流袋不能高于引流管出口，可通过袋身透明面观察引流管有无反折，引流液的颜色、性质及量（图3），患者下床活动时将防水布面朝外，可很好地保护患者的隐私，美观方便（图4）。

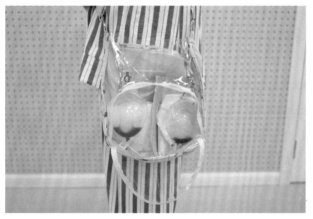

图3 正面

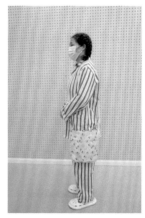

图4 背面

2. 转化

目前已生产成品投入临床使用。

3. 临床应用

（1）时间和地点：2021年4—12月，重庆大学附属肿瘤医院乳腺肿瘤中心。

（2）对象与方法：选取乳腺癌改良根治术后安置腋窝及胸壁引流管的患者140例，随机分为观察组70例和对照组70例。观察组采用分隔式引流管携带装置，对照组采用传统布袋的方法携带引流管。比较两组患者满意度、医护满意度、携带引流管居家护理规范率。

（3）效果评价和优点：观察组患者满意度为97.14%，医护满意度为97.14%，携带引流管居家护理规范率95.71%，均高于对照组，差异有统计学意义（$P<0.05$）。本产品使用至今，未发生因产品问题引发的不良事件和并发症。目前该项目已在本科室各病区全面使用，受到患者、家属及医务人员的高度认可。

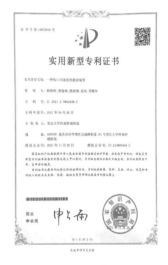

4. 成果

获国家实用新型专利，见图5。

5. 推广

该装置成本低廉，操作简单，使用方便，能帮助乳腺癌术后患者有效妥善地固定各类引流管，还能保护患者隐私，目前已广泛应用于乳腺癌术后患者，提高了患者术后带管期间的生活质量，有利于促进患者身心康复。

图5 实用新型专利证书

发明小启示

任何发明都来源于生活，目的是帮助我们更好更高效地完成工作和实现某种目标，同时具有一定的社会效益。而护理小发明更需要我们设身处地的站在患者的角度去思考，用创新思维去改变护理服务，始终坚持为患者服务的初心。

新型裤式造口旁疝腹带

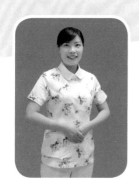

  护理学作为一级学科，其内涵正在发生深刻变化，而护士们也在完成"华丽转身"，护理的水平和内涵都在不断提升。我是刘晓宇，作为胃肠肿瘤中心科护士长，工作中一直重视专科护理的发展，关注造口患者的身心健康。造口旁疝是一种造口术后不可避免的造口并发症，导致造口患者频繁出现疼痛、造口装具佩戴困难、粪便外漏、皮肤刺激、护理困难等问题，对其生理及心理造成巨大伤害。而造口旁疝腹带是预防和治疗造口旁疝的重要措施之一，但在使用过程中存在影响患者弯腰活动、易与造口摩擦出血、易发生皮炎等种种不便。为了设计一款"神器"护理患者，我科护理团队研究设计了一款新型裤式造口旁疝腹带，用于预防及治疗造口旁疝。它透气性好、穿着方便，可有效提高患者佩戴率，避免因造口旁疝引起的造口相关护理问题，减轻造口旁疝带给患者的身体、心理伤害。

技术上追求精益求精，服务上追求全心全意。

一、基本信息

新技术题目：一种新型裤式造口腹带

专利号：ZL 2019 2 1295244.1

授权公告日：2020 年 7 月 3 日

发明人：陈君；刘晓宇；李静

二、技术领域

该实用新型专利主要用于临床护理领域，是一种新型裤式造口旁疝腹带。

三、发明内容

该新型裤式造口旁疝腹带包括活动开口、隐形支撑杆、造口开口、暗扣、扣贴面等部分。装置使用尼龙扣贴面作为活动开口，量身定制造口开口大小，且可自行调节松紧及造口开口大小，能与不断变化的造口大小匹配。开口处采用稍有弹性的棉质布料收边加固，使造口周边接触柔软，不易摩擦出血。添加隐形式支撑杆，减少卷边、移位发生率。暗扣式底部设计，内裤穿着方便。整体透气性好，不增加患者皮肤负担。此外，产品成本低廉、制作简便，市场推广性高。见图 1、图 2。

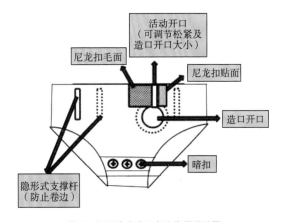

图 1 新型裤式造口旁疝腹带设计图

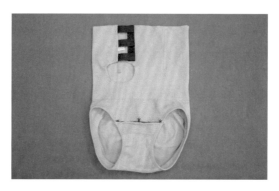

图 2 新型裤式造口旁疝腹带实物图

四、转化与临床应用

1. 使用方法

在患者造口开放后，佩戴新型裤式造口腹带。

2. 转化

目前已获得实用新型技术专利授权并投入使用。

3. 临床应用

（1）时间和地点：2017 年 1 月至 2018 年 6 月，重庆大学附属肿瘤医院胃肠肿瘤中心。

（2）对象与方法：选取重庆大学附属肿瘤医院胃肠肿瘤中心接受治疗的造口旁疝患者 86 例进行研究，根据腹带的使用情况进行分组，常规组和研究组均行相同的手术治疗，在此基础上常规组采用传统腹带，研究组采用新型裤式造口旁疝腹带。对比两组患者造口护理时间、造口腹带佩戴率及各项使用满意度等指标。

（3）效果评价和优点：研究组在各项造口护理步骤所需时间、佩戴率、医护人员及患者满意度方面，显著优于常规组，差异有统计学意义（$P<0.05$）。本产品使用至今，未发生因产品问题引发的不良事件和并发症，效果明显，受到患者、家属及医务人员的高度认可，使用反应普遍良好。

4. 成果

（1）发表论文：陈君，刘晓宇，李静，等. 新型裤式造口旁疝腹带的设计及临床应用效果观察 [J]. 医药卫生，2018(27)：674–675.（图3）。

（2）获国家实用新型专利，见图4。

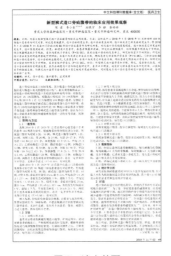

图3　论文首页

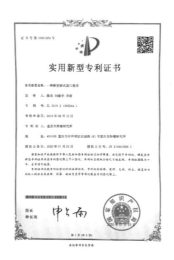

图4　实用新型专利证书

5. 推广

本产品成本低廉、制作简便、适用性强，目前在科室广泛应用。同时以造口伤口门诊为依托，已将该新型裤式造口旁疝腹带推广应用于造口患者中，有效提高患者造口腹带的佩戴率，在一定程度上预防和降低了造口旁疝发生率，极大地减少了因造口旁疝导致的造口相关护理问题。

发明小启示

作为护理人，我们一直秉持同理心、细心和创新的"三 XIN"理念，想患者之所想，急患者之所急，解患者之所需。这是天使的初心，也是护士的情怀。细心发现不足，把每一项工作做到极致，同时在重复常规护理工作时，积累理论和实践经验，寻找新的突破点，将发现的不足转化为护理技能提升和发明的灵感，真正使患者获益。

一种多功能病员裤在留置管道患者中的应用

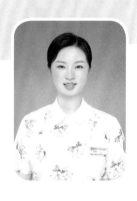

　　大家好！我是梁慧敏，是一名"妇花使者"，从事妇科肿瘤护理工作十余年。在临床护理工作中，我发现妇科术后留置管道患者离床活动时，需手提引流袋，或使用别针将引流袋固定于病员裤上。该做法存在以下缺陷：患者离床活动时，引流袋露在病员裤外面，影响美观，让患者产生心理压力；个别患者误将引流袋放置于不合适位置，可能导致引流液反流，增加感染风险，增加了导管滑脱的风险。如何妥善固定管道、保持有效引流，预防液体逆流导致的感染，同时能保护患者隐私，增进患者舒适度等，已成为护理工作中亟待解决的问题。我科护理团队根据患者需求，结合专科特色，自制了一种多功能式病员裤，可较好地解决上述问题，临床使用取得了满意的效果。

微笑消除距离，服务传递真诚！

一、基本信息

新技术题目：用于留置管道的多功能病员裤

专利号：ZL 2019 2 1119501.6

授权公告日：2020 年 6 月 5 日

发明人：梁慧敏；熊秀兰

二、技术领域

该实用新型专利涉及临床护理领域，是一种用于留置管道患者使用的多功能病员裤。

三、发明内容

该多功能病员裤，由裤本体、弹性布条、夹层、外层开口、内层开口、包裙、布袋、魔术贴等组成（图 1）。裤本体内部设有夹层，左右两侧靠近腹股沟位置均开设有外层开口，外层开口与夹层连通。夹层对应裆部位置开设有内层开口。根据患者导尿管固定位置可以选择通过左右两侧任一夹层从外层开口穿出至裤本体外部，并连接引流袋。为适应不同体型患者，在腰部位置设有纽扣式松紧带，用于调节裤本体腰围大小。裤本体腰部位置通过第一魔术贴连接包裙，包裙展开状态下为扇形。包裙与裤本体连接时，包裙左端通过第一魔术贴与裤本体粘接固定，右端围着裤本体包绕一周，再通过按压剩余第一魔术贴进行固定。为避免包裙左右端合拢后出现较大开缝，在包裙的右端内侧及左端外侧设有第二魔术贴，这样实现包裙右端包绕后与左端第二魔术贴固定（图 1：42、43）。包裙内侧缝有多个布袋，患者可以通过个人喜好，让包裙的左右端连接处朝向不同方向，并将引流袋放置于靠近大腿两侧的布袋中。为了对导尿管进行固定，在夹层内设有弹性布条，弹性布条通过对导尿管弹性夹持实现固定。为了便于导尿管的放置和取出，在裤本体裆部位置开有长度为 5 cm 的缝隙。为了包裙能够完全遮挡引流袋，包裙下边缘延伸到膝盖位置（图 2）。

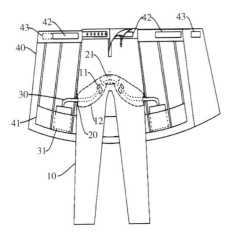

图 1　多功能病员裤结构示意图

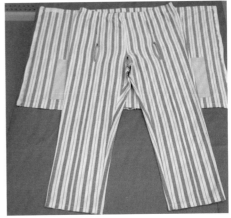

图 2　多功能病员裤实物图

> 注：
> 10—裤本体；11—弹性布条；12—夹层；20—外层开口；21—内层开口；30—导尿管；31—引流袋；40—包裙；41—布袋；42—第一魔术贴；43—第二魔术贴。

四、转化与临床应用

1. 使用方法

首先在患者离床活动前，让患者穿上多功能病员裤，使用裤子夹层内的弹性布条，对导尿管进行固定，然后将导尿管一端通过外层开口穿出到裤子外部；接着将包裙通过魔术贴固定在裤子外部，将引流袋通过布结固定在包裙内侧，包裙下缘到患者膝盖位置可有效遮挡引流管和引流袋。患者可将手机、纸巾等小物品放在包裙外的布袋内，便于离床活动时使用。同时病员裤腰、裤裆部位设有缝隙，便于管道的取出和放入（图 3、图 4）。

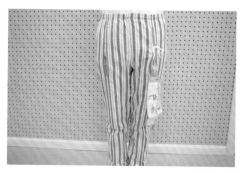

图3　多功能裤实物图

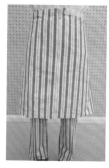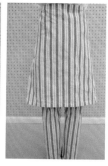

图4　多功能裤实物图

2. 转化

目前已制作成品并投入临床使用。在临床应用过程中发现将引流袋放于包裙内的布袋时，一旦患者弯腰，引流袋有可能落出。因此经团队成员讨论并结合临床实际进行调整：将包裙内的布袋替换为布结，布结缠绕捆扎引流袋实现引流袋的固定。其余部分不变。

3. 临床应用

（1）时间和地点：2019年7月—2020年4月，重庆大学附属肿瘤医院妇科肿瘤中心。

（2）对象与方法：选取妇科肿瘤中心手术患者120例为研究对象，随机分为观察组和对照组各60例，对照组穿普通病员裤，观察组穿多功能病员裤，对比两组患者满意度和引流管折叠的发生率。

（3）效果评价和优点：观察组引流管折叠的发生率、患者的满意度均优于对照组，差异有统计学意义（$P<0.05$）。多功能病员裤便于医护人员查看患者引流管情况，降低引流管折叠的发生率，包裙的使用可保护患者隐私，极大地提高了患者的满意度。

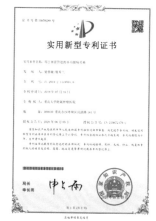

图5　实用新型专利证书

4. 成果

获国家实用新型专利，见图5。

5. 推广

该多功能病员裤舒适美观，可妥善固定管道、降低引流管折叠发生率、方便患者离床活动、有效保护患者隐私。除在妇科术后留置引流管患者中使用外，还推广至其他科室留置尿管及盆腹腔引流管的患者使用，得到患者及医护人员高度认可。

发明小启示

通过新技术的开展，让我更加明白只有在工作中不断思索，不断创新，才能解决患者实际存在的问题。也让我深深的体会到护士不仅可以成为临床专家，也可以成为巧手发明家。感受工作带来成就感的同时，我也希望通过自己的努力为患者提供更优质的护理服务！

乳腺癌术后加压医用胸带

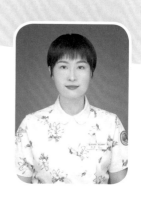

　　2016 年夏天的一次夜班，一阵床旁呼叫铃声在凌晨的病区响起……这是一位身材丰满的乳腺癌根治术后患者，我轻声问道："您怎么了？""护士，我喘不上气了，伤口疼，后背也疼，难受啊！"她呼吸急促、满脸汗珠地回答道。我赶紧解开她的病员服检查，敷料是清洁干燥的，引流管内液体颜色和量也是正常的，可弹力绷带边缘却出现了很深的勒痕。我赶紧请来值班医生，对弹力绷带重新调整，片刻后患者静静地安睡了。我意识到，术后患者加压包扎是多么的重要，既要达到止血的目的，又要保障患者舒适。可是，乳房是对称性生长的，尽管只有一侧手术，但包扎时健侧也需要承受同样的压力，而且多采用环形包扎，若是遇到乳房丰满的患者，伤口包扎后有时无法自主呼吸，甚至导致局部压伤。我希望解决这一问题，让患者在呼吸顺畅、舒适的状态下实现止血的目的。因此，我和团队成员经过反复钻研与实践，设计了一款医用胸带，它能最大限度地减轻术后患者加压止血时所引起的呼吸不畅，降低压伤的风险，帮助患者尽快恢复健康。

想病人所想，急病人所急。

一、基本信息

新技术题目：一种医用胸带

专利号：ZL 2016 2 0446531.8

授权公告日：2017 年 3 月 29 日

发明人：赵静；曾晓华；张欢；段誉

二、技术领域

本实用新型技术涉及医疗用具领域，是一种医用胸带。

三、发明内容

该装置目的在于提供一种用于乳腺癌根治术后使用的医用胸带，以改善传统弹力绷带在对患侧乳房包扎时，易造成健侧乳房极度不适的问题。本款医用胸带主要包括胸带本体、包扎垫、透空区域、连接件、勾挂件、扣合件、防滑凸起、遮布、按扣、挂带等。胸带本体在与健侧乳房相对应的位置设有透空区域，包扎垫与胸带本体连接，包扎垫设置于胸带本体与患侧乳房相对应的位置，包扎时，几个部位相互配合使包扎垫贴附于患侧术区，起到压迫止血、防止伤口处敷料脱落及预防皮下积液等作用；透空区域对应于健侧乳房，包扎时，健侧乳房不会受到胸带的挤压，有效避免了患者由于健侧乳房的极度不适导致胸闷甚至呼吸困难情况的发生。选用医用棉布的材质亲肤且安全，适宜包扎伤口；设置防滑结构的好处在于，可以增大包扎垫与患侧乳房之间的摩擦力，避免包扎垫下滑或脱落，对伤口恢复不利。防滑结构为以点状均匀分布于所述包扎垫的硅胶材质防滑凸起，柔软亲肤，不会造成患者不适，且硅胶本身具有一定的黏性，可以更好地固定包扎垫于患侧乳房处。包扎垫和胸带本体之间通过连接件可拆卸连接，包扎垫还可根据不同患者进行一定的调节，便于对患侧术区进行更好地包扎。

　　本款医用胸带还包括遮布，遮布设置于胸带本体背向包扎垫的一侧，遮布完全覆盖透空区域和包扎垫。遮布可以覆盖住透空区域和包扎垫，避免患者走光（避免暴露患者隐私），以减轻患者术后失去乳房的心理压力，增强该医用胸带的实用性，见图1—图3。

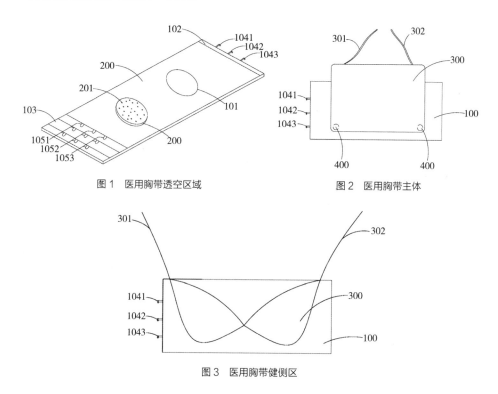

图1　医用胸带透空区域　　　　　　　　图2　医用胸带主体

图3　医用胸带健侧区

　　注：
　　　100—胸带本体；200—包扎垫；101—透空区域；102—第一端部；103—第二端部；104—第一连接件；105—第二连接件；1041—第一勾挂件；1042—第二勾挂件；1043—第三勾挂件；1051—第一扣合件；1052—第二扣合件；1053—第三扣合件；201—防滑凸起；107—第三连接件；108—第四连接件；300—遮布；400—按扣；301—第一挂带；302—第二挂带。

四、转化与临床应用

1. 使用方法

患者手术后伤口采用无菌纱布包扎后，医务人员向患者及家属进行宣教该装置的使用方法。医务人员在患者手术当天检查该装置是否处于备用状态，并将该装置发放给患者，告知患者术后回病房清醒后方可使用此装置。当患者进行乳腺癌全乳根治术后，医务人员为患者安置胸带时，包扎垫贴附于患侧乳房，起到压迫止血、避免伤口处的无菌敷料脱落，以及防止皮下积液等作用；透空区域对应于健侧乳房，包扎时，健侧乳房不会受到胸带的挤压，有效避免了患者由于健侧乳房的极度挤压导致胸闷甚至呼吸困难情况的发生，患者使用体验佳。

2. 转化

无。

3. 临床应用

无。

4. 成果

获国家实用新型专利，见图4。

5. 推广

本产品成本低廉，使用方便，能提高患者的舒适度，可推广至乳腺癌术后患者中使用。

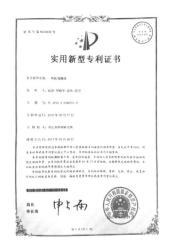

图4　实用新型专利证书

发明小启示

　　护理工作看似简单机械重复，所面对的却是患者千变万化的病情，只要大家善于发现和积累，能动地观察日常护理工作中患者遇到的问题，通过不断地思考和实践，就能科学地解决问题，从而为患者提供更加优质的护理服务。

多功能上肢体位抬高垫

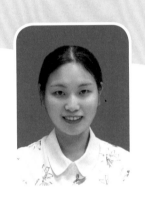

　　我是一名护士，我很自豪能成为"白衣天使"队伍中的一员，坚持"以患者为中心"的理念，不断从患者的需求去思考和解决问题，怀着这样一颗赤诚的心和对护理事业高度负责的态度，我在头颈肿瘤中心从事护理工作已七年余。在工作中我发现，我科行前臂游离皮瓣转移修复术、留置 PICC 导管的患者常需抬高患肢，并进行功能锻炼，以利于静脉和淋巴回流，减轻肢体肿胀。传统上肢抬高方法采用枕头作为抬高垫存在一定局限性，角度、受力面不稳定，无法根据体位进行调节，且不能有效进行功能锻炼。为了解决这些问题，我和团队成员经过反复钻研和实践，设计了一款多功能上肢体位抬高垫，不仅可调节角度，还有利于患者进行上肢功能锻炼，减轻肿胀，从而促进患者早日康复。

你的健康，我的追求。

一、基本信息

新技术题目：多功能上肢体位抬高垫

专利号：无

授权公告日：无

发明人：李敏；周迎春；龚增义；周熙；吴小月；徐凤莲

二、技术领域

该新技术涉及临床护理，是一种多功能上肢体位抬高垫。

三、发明内容

该装置由主体支撑底垫、主体支撑架、康复支架、升降支架、握力球和角度盘组成。多功能上肢体位抬高垫主要由主体支撑底垫 1 和主体支撑架 2 组成。主体支撑架 2 设计为凹槽状，可防止肢体下滑。通过升降支架 4 调节抬高角度，通过角度盘 6 使主体支撑架 2 达到所需高度。康复支架 3 上配有不同力量握力球 5，握力值可分别调节为 20 磅、30 磅、40 磅，分别适用于术后早期患者和康复期患者。主体材料为海绵垫，支撑柔和、舒适，外部材质为 PU 面料，便于使用后擦拭消毒。见图 1、图 2。

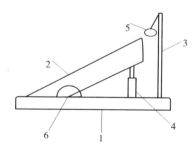

图 1　多功能上肢体位抬高垫示意图

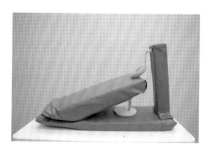

图 2　多功能上肢体位抬高垫实物图

注：

　　1—主体支撑底垫；2—主体支撑架；3—康复支架；4—升降支架；5—握力球；6—角度盘。

四、转化与临床应用

1. 使用方法

　　患者手术前，责任护士向患者及家属宣教该装置的使用方法。术后责任护士将多功能上肢体位抬高垫置于患侧肢体。根据患者体位情况调节该装置角度，使肢体高于心脏水平，促进静脉血液回流，减轻肢体肿胀。平卧位使用情况见图3，半卧位使用情况见图4。抬高患肢的同时，利用康复支架上握力球指导患者进行早期功能锻炼，有效减少术后并发症的发生，促进患者早日康复。

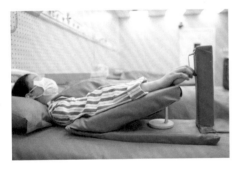 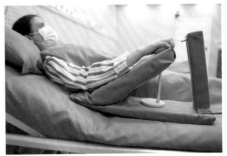

图3　平卧位使用情况　　　　　　　　图4　半卧位使用情况

2. 转化

目前已生产成品投入临床使用。

3. 临床应用

　　（1）时间和地点：2021年3月至2022年2月，重庆大学附属肿瘤医院头颈肿瘤中心。

　　（2）对象与方法：选取头颈肿瘤中心前臂游离皮瓣转移修复术后的68例

患者，随机分成实验组与对照组各 34 例，对照组采用传统抬高方法和功能锻炼，实验组采用该装置帮助患者有效抬高患肢和利用握力球进行功能锻炼。对比两组患者患侧肢体水肿情况、功能锻炼执行效果、患者满意度。

（3）评价和优点：实验组患者水肿情况明显低于对照组，患者功能锻炼执行效果及满意度优于对照组，差异有统计学意义（$P<0.05$）。采用该装置有利于减轻患者患侧肢体水肿、活动受限等并发症，提高患者功能锻炼的效果，也提高了患者的舒适度及满意度。

4. 成果

无。

5. 推广

该产品适用于患者不同阶段的功能锻炼，成本低廉、使用方便，目前已将该体位垫推广至我院乳腺肿瘤中心、骨与软组织肿瘤外科等多个科室，使用反应良好。

发明小启示

三分治疗，七分护理！责任感，是创造创新最大的动力；灵感，源于对患者的关爱。创造小发明不仅是一件物品从构思成型到成果转化的过程，更是我开拓创新，不断探索、实践以及科学解决问题的一次宝贵经验。它不仅提高了护理工作的质量和效率，还让患者享受到了更加优质的护理服务。

多功能化疗药物避光防护输液套

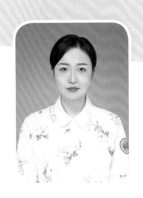

　　患者康复后的笑脸，是我工作的动力、前进的目标。大家好，我是肿瘤内科病区护士长徐真，我的工作是通过抗肿瘤治疗打败患者身体里的"肿瘤君"，化疗药物便是我们常用的"武器"，然而化疗药物却敌我不分，既能杀灭肿瘤细胞，也会攻击正常细胞。在化疗药物配置过程中，药物毒性微粒会散落在输液袋上，直接接触可对人体造成伤害。临床工作中，我发现传统避光袋无防护及扫码观察窗，护士在输液巡视时，需要频繁脱戴手套打开避光袋查看患者信息及扫码，因此增加了职业暴露和环境污染的风险，降低了工作效率，且输液袋上的挂孔小，挂取不方便，于是我科护理团队就开始思考能否通过重新设计避光袋解决临床现存问题。我们以问题为导向，经过反复论证，最终设计了一款集避光、防护、输液观察窗、化疗药物警示级别颜色识别卡、大挂孔、输液量报警提示及人文关怀提示语等于一体的多功能化疗药物避光防护输液套，提升化疗专科护理服务品质。

秉承护理初心，守护患者健康。

一、基本信息

新技术题目：一种化疗专科多功能防护输液套的设计及应用

专利号：无

授权公告日：无

发明人：徐真；施玉梅；周莹雪；唐萄；罗余

二、技术领域

该实用新型专利涉及临床护理领域，是一种化疗专科多功能防护输液套。

三、发明内容

该化疗专科多功能防护输液套，包括避光袋、挂环、第一开口、避光条、颜色识别盘、颜色贴片、转动盖、第二开口、药物传送口、便签收纳袋、魔术贴、透明片、人文图案及输液报警器。避光袋 1 顶部设有与内部连通的放置口，避光袋 1 顶部中间有挂环 2，避光袋 1 外表面开设有与内部连通的第一开口 3，第一开口 3 外表面设有与避光袋 1 外表面固定连接的透明片 12，第一开口 3 上方设有与避光袋 1 外表面固定连接的避光条 4，透明片 12 在避光条 4 的运动轨迹内，避光袋 1 远离第一开口 3 的一侧表面连接有颜色识别盘 5，颜色识别盘 5 外表面均匀粘贴有呈扇形的三种颜色贴片 6，颜色识别盘 5 外表面转动连接有转动盖 7，转动盖 7 外表面开设有呈扇形的第二开口 8，第二开口 8 与任意一个颜色贴片 6 尺寸相同，颜色贴片 6 在第二开口 8 的运动轨迹内，第二开口 8 与颜色贴片 6 配合设置，避光袋 1 底部开设有药物传送口 9。避光条 4 的外表面固定连接有便签收纳袋 10，便签收纳袋 10 由透明塑料材质制成。转动盖 7 外表面粘贴有图案 13。透明片 12 外表面固定连接有魔术贴 11，避光条 4 靠近第

一开口 3 的表面与透明片 12 通过魔术贴 11 可拆卸连接。避光袋 1 外表面连接
有输液报警器 14。避光袋 1、避光条 4、便签收纳袋 10、颜色识别盘 5 和转动
盖 7 均采用 PVC 材料制成。见图 1—图 7。

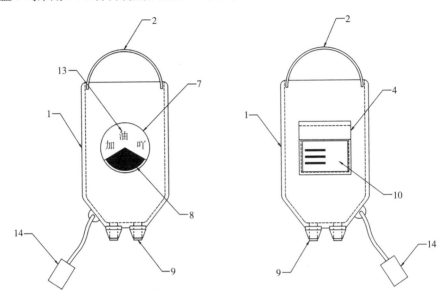

图 1　多功能输液套结构示意图　　　　图 2　多功能输液套结构示意图

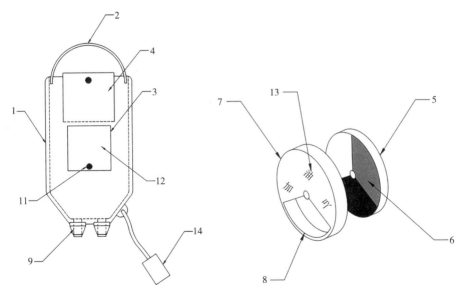

图 3　避光条翻转结构示意图　　　　图 4　多颜色识别盘结构示意图

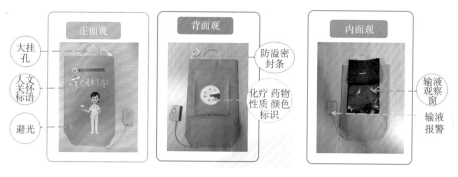

图 5　实物图正面观　　　　图 6　实物图背面观　　　　图 7　实物图内面观

注：

1—避光袋；2—挂环；3—第一开口；4—避光条；5—颜色识别盘；6—颜色贴片；7—转动盖；8—第二开口；9—药物传送口；10—便签收纳袋；11—魔术贴；12—透明片；13—图案；14—输液报警器。

四、转化与临床应用

1. 使用方法

使用前护士按照化疗防护原则做好自我防护，将已配置的化疗药物放入防护输液套内，密封输液套防溢密封条，避免化疗药物与人员及环境直接接触。防护套的观察窗内有一透明片 PVC 膜，其四周与输液袋密闭，护士可通过观察窗进行查对、观察、扫码等操作，防止与化疗药物直接接触，避免对周围环境的污染和护士职业暴露的风险，解决了传统避光袋信息遮挡不能快速识别药物情况。根据化疗药物性质，防护套设置颜色区分进行分类管理，如强刺激药物采用红色标识，需要重点关注及增加巡视频次；刺激性药物采用黄色标识等，提高了化疗输液巡视的及时性和准确性。输液大挂孔的挂取设计解决了输液袋挂取不便的问题。输液量报警器，输液完毕立即报警提示，解决了患者担忧剩余药量不能及时观察的问题。输液袋外观采用蓝色设计，从色彩心理学给予患者安宁放松的感受,输液袋外观设计人文关怀提示语及形象图案,如提示多饮水、加油等，强化了健康教育，给予患者心理支持。见图8—图11。

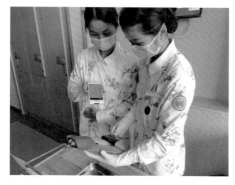

图8　输液扫码查对

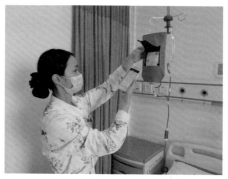

图9　输液巡视扫码

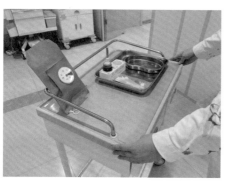

图10　输液套使用及防护

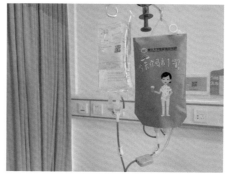

图11　输液量报警及人文关怀提示语

2.转化

目前已生产成品并投入临床使用。

3.临床应用

（1）时间和地点：2021年3—12月，重庆大学附属肿瘤医院肿瘤内科。

（2）对象与方法：将接受静脉化疗的患者随机分为对照组和实验组各200例，对照组按照常规方法进行化疗加液，实验组采用化疗专科多功能防护输液套加液。比较两组间护士和患者满意度、化疗巡视及时性及加液操作时间，以及化疗药物输液袋污染环境和护士职业暴露频次。

（3）效果评价和优点：实验组护士对化疗巡视的及时性、加液操作时间、化疗药物对环境污染和护士职业危害，以及患者和护士满意度等方面均优于对照组。该装置使用方便，设计温馨，具有避光、防护及输液完毕报警等多种功能，提升护士工作效率，减少职业暴露风险，同时也充分体现对患者的人文关怀。

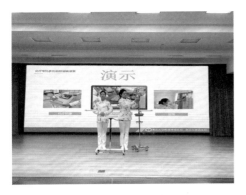

图12　优秀护理新技术成果展示

4. 成果

（1）已申请国家实用新型专利。

（2）荣誉：2021年在全院护士大会上，"多功能化疗药物避光防护输液套"作为优秀护理新技术成果进行交流展示（图12）。

5. 推广

该防护套能有效减少化疗加液、巡视所需时间，提高化疗输液巡视及时性，优化护士工作流程，减少对周围环境的污染及护士职业暴露的风险，促进患者健康教育，明显提升患者及护士满意度，还可清洗消毒反复使用，减少耗材，节约成本，实用性强。目前该防护套已在重庆大学附属肿瘤医院多个科室推广使用，受到患者、家属及医务人员好评。

发明小启示

小发明的构思成型到成果转化的过程，对我们团队来说是一次难忘的经历。团队以患者为中心，以问题为导向，群策群力，集思广益，克服困难，持续改进并反复实践，科学地解决工作中的问题，提升了护理人员的工作效率和化疗专科护理服务品质，优化了患者就医体验，使患者切实获益。

改良式电动牙刷纱布刷头的
神奇妙用

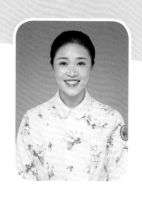

　　护士小发明，解决患者大问题。大家好，我是许红杰，从事肿瘤内科护理工作十年。常常遇见患者放、化疗后出现口腔黏膜相关问题，如口腔溃疡、牙龈出血、口腔黏膜散在出血点等，严重者还会影响患者的进食和治疗。工作中我时常想着如何才能缓解他们的痛苦，解决他们的问题。直到有一次，我自己长了口腔溃疡，吃饭不香，刷牙不便，一旦碰到溃疡处还疼痛难忍。因此，我想如果有一种口腔清洗工具，在清洁口腔时，既能匀速轻柔有规律的转动，还能减轻对溃疡面的刺激，减轻口腔疼痛及增加舒适度，应该会受广大口腔黏膜疾患朋友们欢迎。于是，我和团队成员经过反复设计与实践，制作了一种口腔清洗牙刷，采用改良式电动牙刷纱布刷头，借助电动牙刷的功效，既能清洁口腔，还能避免刷牙时对口腔粘膜及牙龈的刺激，减轻患者痛苦，有效提高患者的舒适度及依从性，减少放化疗相关性口腔疾患等并发症的发生，明显改善了患者生存质量。

初心如磐，笃行致远！

一、基本信息

新技术题目：改良式电动牙刷在放化疗患者口腔疾患中的应用

专利号：2020 2 1573429.7

授权公告日：2020 年 7 月 31 日

发明人：许红杰；张晓娟；徐真；周莹雪；杨智惠

二、技术领域

该实用新型专利涉及临床护理及牙刷技术领域，为一种用于口腔疾患患者的清洗牙刷。

三、发明内容

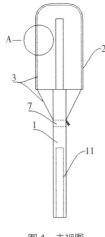

图 1　主视图

该实用新型专利意在提供一种口腔清洗牙刷，以解决目前牙刷刷毛作用于口腔溃疡处，引起溃疡剧烈疼痛的问题。它包括手柄和刷头，其中刷头由纱布横向折叠成多排波纹状的矩形纱布折叠条，矩形纱布折叠条中间设有用于固定多排纱布的缝线，刷头的底部沿刷头的中心线对称设有限位层，手柄的两侧均设有限位槽，刷头横向对折后限位层在限位槽内滑动；刷头与手柄可拆卸连接，见图 1—图 3。该牙刷套由纱布代替传统牙刷的尼龙刷毛，为纯手工制作，消毒灭菌后单独包装，方便患者随时使用。

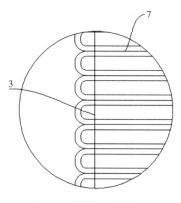 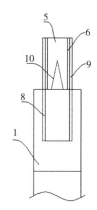

　图2　图1中的A处放大图　　　图3　图1中限位层未伸入限位槽的局部左视图

> 注：
> 　1—手柄；2—刷头；3—缝线；4—限位槽；5—海绵块；6—橡胶块；
> 7—通孔；8—竖向槽；9—导向块；10—凹槽；11—圆槽。

四、转化与临床应用

1. 使用方法

该牙刷套消毒灭菌后单独包装（图4），当患者出现放化疗相关性口腔黏膜疾患时，护士遵医嘱协助患者口腔护理，选用改良式电动牙刷，刷头套上消毒牙刷套，为患者进行口腔护理。由于纱布质地柔软，能够有效清洗口腔，同时不会伤及牙龈，相较于现有牙刷，该刷头能够有效避免患者刷牙时引起的疼痛感；刷头两面具有相同的结构，两面均可用于清洗口腔，相较于传统牙刷，使用更灵活、更简便；通过刷头与手柄的连接实现对刷头的定位；并且，通过限位槽对限位层的限位，还能加强对刷头的限位效果，进而避免刷头在使用过程中掉落；此外，限位层在限位槽内滑动，还能保证刷头与手柄的相对位置更精确，避免刷头与手柄的相对位置发生偏移，进而影响刷头清洗口腔的效果。见图4—图6。

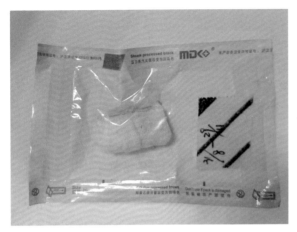

图 4　改良式电动牙刷纱布刷套

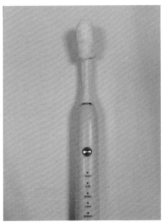

图 5　改良式电动牙刷实物图

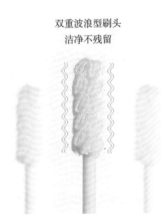

双重波浪型刷头
洁净不残留

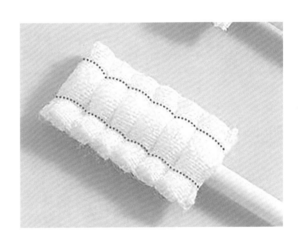

图 6　改良式电动牙刷刷头

2. 转化

目前已生产成品投入临床使用。

3. 临床应用

（1）时间和地点：2020 年 1—10 月，重庆大学附属肿瘤医院肿瘤内科。

（2）对象与方法：选择 60 例肿瘤内科放化疗相关性口腔疾患的住院患者，采用随机数字法分为研究组和对照组，各 30 例，对照组患者采用传统口腔护理方法进行常规护理，研究组患者口腔护理使用改良式电动牙刷护理，两组患者均采用 WHO 口腔黏膜炎（OM）分级标准及改良 Beck 口腔评分标准，比较干预后第 3 天、第 5 天、第 14 天两组患者口腔疾患的改善情况。

（3）效果评价：改良式电动牙刷具有操作简便、灵活性强等优势，可有效减少牙菌斑，减轻牙刷对口腔黏膜及牙龈的刺激，减少出血，促进口腔溃疡愈合，减少并发症的发生。同时缩短了口腔护理时间，提高工作效率，得到患者、家属及医务人员的高度认可。

4. 成果

（1）论文：

①许红杰 . 改良式电动牙刷在放化疗患者口腔疾患中的应用， 2021 年中国肿瘤学大会（CCO）论文壁报交流展示。

②许红杰，徐真 . 改良式电动牙刷在放化疗患者口腔疾患中的应用，2021 年护理学会全国肿瘤护理学术交流会议大会交流。

（2）专利：申请专利 1 项。

5. 推广

该实用新型专利产品具有成本低廉、使用方便快捷、柔软舒适等优势，在放化疗相关性口腔疾患的患者口腔护理过程中，能减轻口腔及牙龈出血，明显缓解患者口腔疼痛感，增加患者舒适度，促进口腔黏膜炎的愈合。现已在重庆大学附属肿瘤医院多个科室推广使用，反响良好。

发明小启示

本次小发明的思路来源于生活体验及患者诉求，作为最了解患者需求、最容易发现临床痛点的我们，更应该在护理工作中做一个善于观察、善于发现、善于总结的有心人，积极培养创新思辨能力并付诸实践，以真正解决临床护理问题，造福广大患者。

可视化镇痛泵便携装置

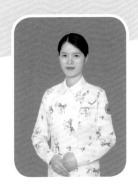

　　大家好！我是缓和医疗科/疼痛中心护士长杨鸿，硕士毕业后致力于肿瘤患者疼痛护理工作十余年。据《难治性癌痛专家共识2017年版》，晚期肿瘤患者出现难治性癌痛的比例达20%以上，患者自控镇痛技术（PCA）运用于难治性癌痛的微创介入治疗，极大缓解了患者的疼痛。护士在临床操作PCA时，将药液配置后注入储液袋，再放入电子输注泵内进行输注。但我发现镇痛泵便携袋是塑料材质，袋子与袋身连接处绳索易断，欠牢固，且储液袋能随时打开，存在一定安全隐患。作为一名临床护理管理者，希望能有一个装置，能有效固定镇痛泵，还能及时监测储液袋的药物参数，即可全面提升护理质量、又可保证临床护理安全。我和团队成员经过反复钻研与实践，设计了一款可视化镇痛泵便携装置，通过可视化膜及时查看数据，尼龙卡扣固定可靠、安全系数高，不仅提高了患者的生活质量，还促进了护理质量提升。

以心为灯，抚平患者的伤痛，
做一名有温度的护士。

一、基本信息

新技术题目：可视化镇痛泵便携装置

专利号：ZL 2020 2 0974912.X

授权公告日：2021 年 2 月 2 日

发明人：杨鸿；余慧青；田玲；杨一梅；刘红丽

二、技术领域

该实用新型专利涉及临床疼痛护理领域，是一种可视化自控镇痛泵便携装置。

三、发明内容

该可视化镇痛泵便携装置包括内层和外层两部分。内层包括可视窗口（能随时观察镇痛泵显示屏上的显示）、与 PCA 匹配的传动按键（启动键、暂停 /

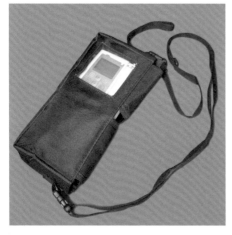

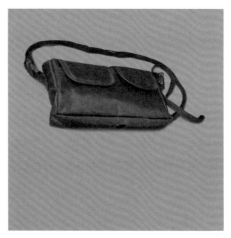

图 1　示意图（正面）　　　　　　图 2　示意图（反面）

停止键、剂量上调键、剂量下调键、自控镇痛间隔时间设置键、追加剂量设置键）、储药袋保护壳、拆卸按钮纽扣门保护壳（保护该装置上面机芯部分和下面储液袋不被轻易分离开）、控制器保护壳（保护该装置控制器和机芯部分不被轻易打开）、密码锁头等部分。外层使用的透气棉布和透明塑料膜按照可视化镇痛泵便携袋的形状制成便携外套。见图1、图2。

四、转化与临床应用

1. 使用方法

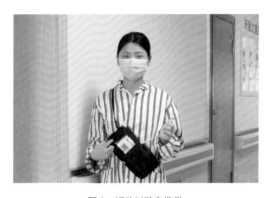

图3　活动时随身携带

责任护士根据镇痛方案抽吸镇痛药液后注入储液袋，将储液袋放入保护壳内进行储存。安装好储液袋后，按下储药袋保护壳按钮可将储药袋进行安装和拆卸，按动拆卸按钮纽扣门保护壳，按钮发出一声"咯"即为顺利安装完毕。随后，护士调节好电子PCA输注泵各项参数，锁定该装置后放入可视化镇痛泵便携装置，及时设置密码，将装置上锁，有效固定镇痛泵，不能随意打开，相对保证了精麻药液的安全储存，降低药品使用期间的风险，提高用药安全。患者起身活动、如厕、外出检查时，可将该装置斜挎于肩或手提均可（图3），便于携带，避免机器掉落或被污染，方便活动。患者卧床休息时，可将该装置放置于身体一侧（图4），自感疼痛时按动追加剂量键进行镇痛，无须家属或者医护人员帮助，尽早地进行自控镇痛，进而超前控制疼痛，避免传统肌肉注射起效慢、患者在等待药物起效过程中的焦虑，提高生活质量。此外，该装置选用透气材质，专人专用，用后可反复浸泡清洗，避免发生交叉感染。

2. 转化

目前已生产成品并投入临床使用。

3. 临床应用

（1）应用时间和地点：2020年2—12月，重庆大学附属肿瘤医院缓和医疗科和6所基地医院。

（2）效果评价和优点：使用可视化镇痛泵便携袋更加安全，利于精麻药品的管理，保障患者用药安全。使用本产品至今，未发生因产品问题引发的不良事件和并发症。目前，该产品已在多家基地医院和分院全面推广使用，受到难治性癌痛患者、家属及医务人员的高度认可。

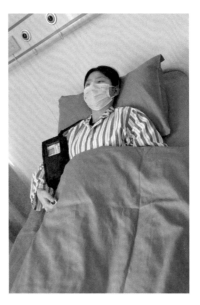

图4　卧床休息时置于身旁

4. 成果

（1）获国家实用新型专利，见图5。

（2）获奖情况：

①重庆抗癌协会重庆市蔚蓝丝带天使行动评选大赛"一等奖"（图6）。

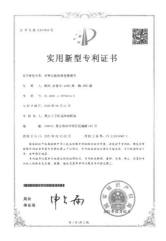

图5　实用新型专利证书

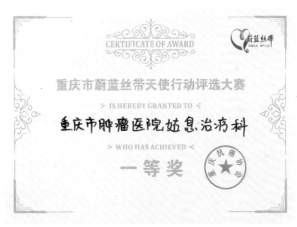

图6　获奖证书

②重庆抗癌协会肿瘤护理专委会"癌痛护理最佳科室"（图7）。

③重庆市卫生健康统计中心2019第九届医者仁心大型公益评选"重庆最美护士长优秀奖"（图8）。

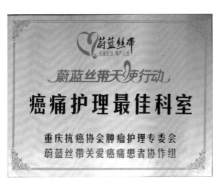

图7　癌痛护理最佳科室表彰

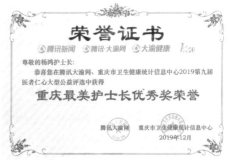

图8　医者仁心公益评选"重庆最美护士长"

5. 推广

本产品具有成本低廉、安装方便、携带安全等优势，我科将该可视化镇痛泵便携装置应用于难治性癌痛患者的同时，还将其推广至"一网一链"多家基地医院和分院，使用过程中均未发生便携袋连接处断开、机器掉落、药物外漏等现象，且患者住院期间疼痛管理效果佳，得到患者、家属及医务人员的高度认可。

发明小启示

　　曾经有患者说过："护士的眼睛是最亮的星星！"的确，护理服务中的小发明、金点子都来自护士的慧眼和灵活的思维。可视化镇痛泵便携装置从构思、发明，到实践、生产，开拓了我的护理创新思维，更重要的是极大地改善了患者的就医体验，得到患者及家属的高度认可，更好地诠释了优质护理的内涵，在保证护理安全的基础上提升了护理服务的质量。

直肠癌放疗患者的福音

——多功能体位垫

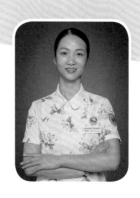

　　爱在左，同情在右，走在生命的两旁，我想这就是护理的真谛。我是肿瘤放射治疗中心护士长汪春雨，每当看见肿瘤患者痛苦不堪、坐立难安，有一个声音始终在我耳旁萦绕"我一定要尽我所能减轻他们的痛苦"。放射治疗是直肠癌主要的治疗方式之一，但放射线除了对肿瘤细胞有杀伤作用，还会损伤人体正常组织，如皮肤、肠黏膜等，严重时将影响治疗。由于直肠癌放射区域常受到尿液、粪便的刺激，臀裂及会阴部皮肤容易和衣物摩擦等原因，其放射性皮肤损伤的发生率远远高于其他部位放疗的患者。暴露疗法能有效的减轻患者疼痛等局部症状，但因肛周位置特殊，不能长时间充分暴露，即使患者不断变换体位也难达到理想效果，还会增加患者的不适感。因此，我和团队成员经过反复钻研与实践，设计了一款多功能体位垫，能充分暴露肛周，有效防范和治疗直肠癌放疗后放射性皮炎，减少并发症的发生，缓解患者的痛苦，提高患者满意度。

技术上追求精益求精，
服务上追求全心全意。

一、基本信息

新技术题目：一种直肠癌放射性皮炎预防和治疗中的多功能体位垫

专利号：ZL 2020 2 1442390.5

授权公告日：2021 年 1 月 29 日

发明人：施玉梅；汪春雨；李寿伦；秦茂佳；郭启帅；宋素婷；王秋临；汪志美

二、技术领域

该实用新型专利涉及临床护理领域，是一种多功能体位垫。

三、发明内容

该多功能体位垫，包括两个腿部支撑垫和一个腰骶部支撑垫，外部采用仿真皮，内部填充高密度海绵。腿部支撑垫可以达到支撑患者肢体的作用，辅助患者取截石位或侧卧位时抬高一侧下肢，能更好地暴露肛周放疗区域。腰骶部支撑垫可在患者取平卧位时辅助抬高臀部，中间的凹槽部分可使骶尾部皮肤避免受压，能更好地暴露臀部皮肤。腿部支撑垫一端高度为 35 cm，另一端高度为 25 cm，其上端均贯穿设置有弧形槽，且弧形槽上端宽 15 cm，深度为 5 cm，用于固定及支撑双小腿。其中 35 cm 高度的一侧面与地面夹角为 75°，双侧腿部支撑垫中间有连接带，用魔术贴固定方便拆卸。腰骶部支撑垫由 2、21、22 组成，长 35 cm，宽 40 cm，以 45° 弧线向上延伸，表面为弧形面，最高点高度为 10 cm，且中心位置处设置有凹型面。按照形状制作相应布套（或皮套），以便于清洁消毒为宜。使用体位垫可以提高患者的舒适度，延长暴露疗法时间，达到预防和治疗放射性皮炎的目的。此多功能体位垫操作简单便捷，患者可自行更换体位，便于护理措施落实，减少重复工作。见图1、图2。

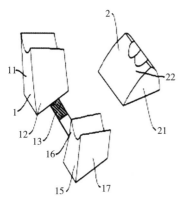

图1 多功能体位垫示意图

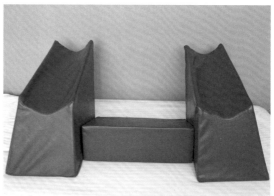

图2 多功能体位垫实物图

注：

1—腿部支撑单元；2—腰部支撑单元；11—第一支撑垫体；12—第一支撑垫体外罩；13—第一连接布；15—第二支撑垫体；16—第二连接布；17—第二支撑垫体外罩；21—腰骶部支撑垫体；22—外套。

四、转化与临床应用

1. 使用方法

（1）截石位：腿部支撑垫可以达到支撑分开患者双侧下肢作用，可以将两个腿部支撑垫垫于患者双小腿下面，使双小腿间距宽度约45 cm，两大腿夹角约成30°，以将患者臀裂分开暴露为宜。腰骶部支撑垫可在患者取平卧位时辅助抬高臀部，中间的凹槽部分可使骶尾部皮肤暴露避免受压，既能更好地暴露臀部皮肤，又能很好保护患者隐私，见图3。

（2）侧卧位：使用一个腿部支撑垫时，患者取左侧（或右侧）卧位，下侧下肢屈曲约60°，上侧下肢放于腿部支撑垫上，屈曲至患者舒适为宜，可有效暴露患者臀部皮肤，见图4。

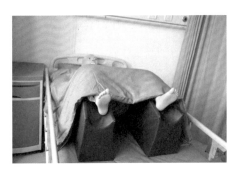
图 3 截石位使用方法

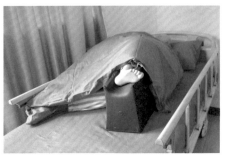
图 4 侧卧位使用方法

2. 转化

目前已生产成品并投入临床使用。

3. 临床应用

（1）时间和地点：2020 年 3 月至今，重庆大学附属肿瘤医院放射治疗中心。

（2）对象与方法：选取直肠癌放疗患者，在放疗开始就使用多功能体位垫，统计患者采用多功能体位垫后放射性皮炎发生率，患者舒适度及依从性。

（3）效果评价和优点：患者采用多功能体位垫后能充分暴露臀裂及会阴部皮肤，不仅能降低放射性皮炎发生率，还能促进放射性皮炎的康复。腰骶部支撑垫可根据患者体位情况酌情使用，中间凹槽可形成空腔，避免受压部位发生压力性损伤。根据患者卧位习惯改变卧位姿势，能够有效缓解患者因一种姿势导致的不适感，提高患者舒适度及依从性，还能有效保护患者隐私。材质采用棉布或皮革，便于清洗、消毒，符合感染管理要求。

4. 成果

获国家实用新型专利，见图 5。

5. 推广

该装置简便实用，能有效预防和治疗直肠癌

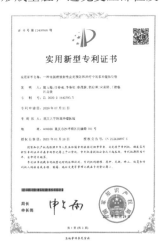
图 5 实用新型专利证书

放射性皮炎；成本低廉、容易消毒，可减轻直肠癌放疗患者的经济压力，在临床上已推广使用。

> ### 发明小启示
>
> 　　变变变，"小改造"带来"大成效"。了解患者所思所想、所需所盼，善于在临床中发现问题，采用科学的方法解决问题，让创新举措的变化"看得见"，使患者的舒适体验"摸得着"。

便携式输液挂钩的
设计与应用

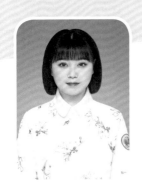

    我是郑霞洪，也是同事和患者口中的"输液卫士"，已经在肿瘤内科工作三年了。为什么大家会这样称呼我呢？原因很简单，因为我设计了一种便携式输液挂钩，能为输液患者保驾护航、规避风险。我所在的科室静脉输液患者多，液体量大。输液袋孔径过小不利于取挂，导致取挂过程中可能造成液体的掉落，尤其如厕时极为不便。同时化疗药物在配置时可能散落药物微粒残留于输液袋，反复取挂液体时可能会造成潜在的身体损伤。因此我和团队成员经过反复钻研与实践，设计了一种便携式三角形的输液挂钩，不仅解决了患者如厕时取挂液体不方便的问题，还便于护士快捷更换输液袋。设计三角形挂钩形状增加稳定性、彩色的外形温馨美观，材质温暖舒适，提高了患者的满意度。

观念决定思路，思路决定出路。

一、基本信息

新技术题目：便携式输液挂钩的设计与应用

专利号：无

授权公告日：无

发明人：郑霞洪；施玉梅

二、技术领域

该实用新型专利涉及临床护理用具领域，是一种便携式输液挂钩。

三、发明内容

该便携式输液挂钩（图1、图2），包括本体1与直角弯钩2。本体1为等边三角形框架，直角弯钩2与本体1的一边连接。本体1的3个角内壁与外壁均为弧形，使用时便于挂放，外壁为弧形能防止三角形尖端可能造成的人员伤害。本体1等边三角形顶端的内壁及本体2直角弯钩表面设有防滑垫3，防滑垫3与本体1可拆卸连接，防滑垫3的形状与本体1角的内壁弧形相匹配，防止该装置使用时意外滑落。本体1与直角弯钩2内里为不锈钢材质，防止生锈与被腐蚀。表面设有抗菌耐热耐低温的胶质漆，不仅可反复在含氯制剂中浸泡消毒，同时对于输注奥沙利铂等避免冷刺激的患者也可以徒手拿取。此外，该输液挂钩设计了三种颜色，代表患者的情绪（粉色代表患者心情舒畅，绿色代表患者紧张，烟灰蓝代表患者焦虑），见图3—图5，提醒护士根据挂钩颜色关注患者心理状态，给予个性化的心理护理。

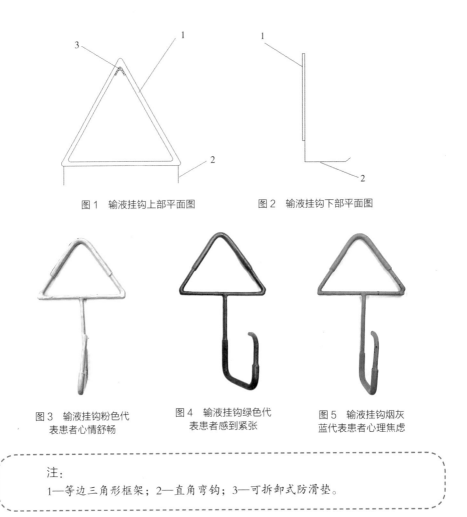

图 1　输液挂钩上部平面图　　　　图 2　输液挂钩下部平面图

图 3　输液挂钩粉色代　　　图 4　输液挂钩绿色代　　　图 5　输液挂钩烟灰
表患者心情舒畅　　　　　表患者感到紧张　　　　　蓝代表患者心理焦虑

注：
1—等边三角形框架；2—直角弯钩；3—可拆卸式防滑垫。

四、转化与临床应用

1. 使用方法

患者输液时，护士向患者及家属宣教该输液挂钩的使用方法：输液挂钩直角弯钩部分用于悬挂输液袋，护士在为患者输注液体时，可将输液袋或避光袋直接悬挂在直角弯钩上；同时等边三角形带有防滑垫的一面可以直接悬挂于输液架上，增加稳定性，患者在如厕时可直接拿取等边三角形，防止输液袋意外掉落；此外可以向患者进行宣教，该输液挂钩的外层为温暖舒适的胶质漆，输注奥沙利铂等忌冷刺激的患者也可以徒手拿取；同时护士评估患者情绪，选择不同输液挂钩颜色，提醒其他护士根据输液挂钩不同颜色，针对性地进行心理护理和宣教，见图6—图8。

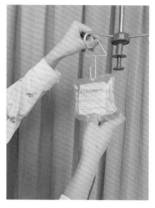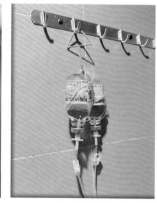

图6 护士悬挂液体　　　　图7 悬挂输注液体时　　　图8 悬挂厕所挂钩处

2. 转化

目前已生产成品并投入临床使用。

3. 临床应用

（1）时间和地点：2021年3—6月，重庆大学附属肿瘤医院肿瘤内科。

（2）对象与方法：选择72例输液患者，随机分为对照组和实验组各36例，对照组使用传统挂钩输液，实验组采用便携式输液挂钩。比较两组患者、家属以及护士的满意度。

（3）效果评价和优点：该挂钩制作成本低，使用便捷，收纳及消毒方便，患者、家属和护士的满意度均得到提升。已在重庆大学附属肿瘤医院多个科室推广使用，得到患者、家属及医务人员的高度认可。

4. 成果

（1）已申请国家实用新型专利。

（2）患者的感谢信（图9）。

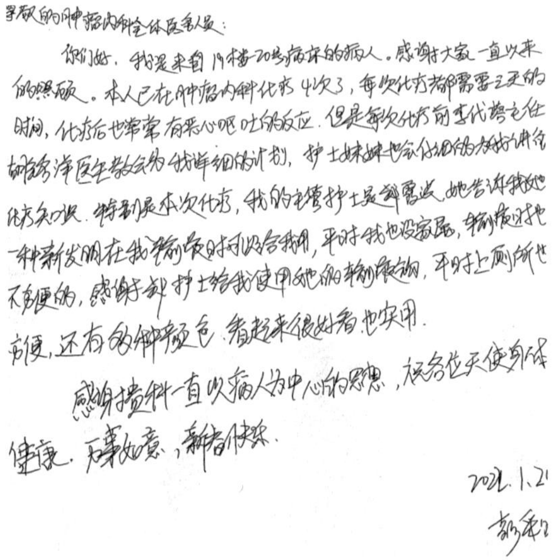

图 9　患者的感谢信

5. 推广

该便携式挂钩制作成本低，使用便捷，收纳及消毒便利，方便护士、患者及家属取挂液体，已在临床中推广使用。

发明小启示

提起技术革新、发明创造，许多人认为这是专家、学者或科研人员的事。其实不然。只要我们立足本职，留心观察，每个人都能成为"发明家"。本次小发明来源于我和团队的一次头脑风暴，创新让工作更便捷，发明让患者更舒心。今后我将继续以临床实践为基础，以创新改变工作方式，以爱心提高护理质量。

肾图检查患者背带式体位固定装置

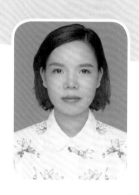

　　我叫徐艳，从事临床护理工作十六年，医院"向善向上，尚德尚学"的核心文化、多学科交叉融合创新给我带来了很多对人文护理的启迪与思考。核医学科肾图检查时，患者体位对检查的图像质量有较大影响。目前，肾图检查普遍要求患者取坐位，保持后背紧贴检查椅，患者需长时间保持该体位不能移动，身体移动会影响图像质量，特别是肿瘤患者因身体虚弱，更难按要求保持肾图检查的体位。有没有什么办法让护士准确、快速地帮助患者摆放体位，并使患者在检查期间能够维持检查体位呢？爱动手的我们根据患者需求和检查要求，设计出一款用于肾图检查时，防止患者移动的"爱心背心"，不仅能够固定检查体位，还可以根据患者体型调节松紧，为患者带来舒适的检查体验。

做人低三分，做事高三分。

一、基本信息

新技术题目：肾图检查患者背带式体位固定装置

专利号：无

授权公告日：无

发明人：徐艳；刘红丽；张倩

二、技术领域

该装置涉及核医学临床护理领域，是一款背带式体位固定装置。

三、发明内容

该装置是背带式体位固定装置，包括肩背部固定带、腰腹部固定带、连接装置、卡扣及坐垫等。其中，肩背固定带由左右两条组成，材质为尼龙加弹力布，

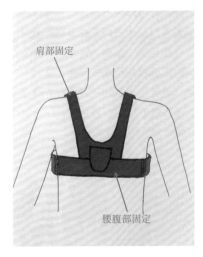

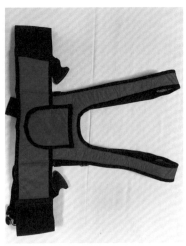

图1 止动束缚装置示意图　　　　图2 止动束缚装置实物图

分别在胸前、背部与腰腹部固定带连接。腰腹部固定带也由尼龙加弹力布组成。在肩背部固定带和腰腹部固定带的背部分别设有固定卡扣。检查时根据患者体型、身高调节松紧度，并用卡扣固定于检查椅上。该装置有利于位置的正确摆放，同时可以减轻患者的身体负担，减少医务人员调节患者体位的时长，缩短检查时间，保证检查过程中的固定，提高检查质量。见图1、图2。

四、转化与临床应用

1. 使用方法

患者做肾图检查时，先将此装置固定在肾图检查椅上，再让患者用穿背心的方式，将双上臂穿过装置两侧固定带，按照患者的身形调整固定带长度，将固定卡扣固定在患者胸前及腰腹部，以保证患者在肾图检查中全程保持检查姿势不变。

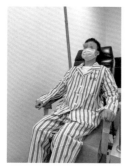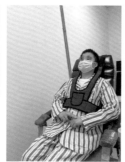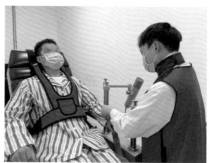

图3　患者使用效果图

2. 转化

目前已生产成品并投入临床使用。

3. 临床应用

（1）时间和地点：2020年6月至2021年6月，重庆大学附属肿瘤医院核医学科。

（2）对象与方法：选取需进行肾图检查的100例患者使用该装置，对比去年同期未使用该装置的 100 例患者，比较两组患者肾图检查的图像质量、患者满意度及医护人员满意度。

（3）效果评价和优点：该装置投入使用后，有效减少肾图检查时伪影和假阳性的发生率，肾图检查图像质量显著提升。医护人员满意度由 97.5% 上升至 99%，患者满意度由 95% 上升至 97%。

4. 成果

无。

5. 推广

该装置能改善肾图检查的图像质量，避免重复检查，同时也减少了患者检查时间以及误诊、漏诊的发生率，具有推广价值。

发明小启示

金点子闪光芒，小改变结硕果。作为新时代的护士，我们以信念改变思维，思维改变心态，心态改变行动，通过不断挖掘金点子，解决临床问题，让天使爱心结出希望之果。助力患者健康，我们一直在路上！

内镜干燥用防喷溅袋

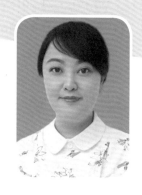

　　内镜检查是一种侵入性检查，每条内镜使用后必须严格按照《软式内镜清洗消毒规范》经过清洗、高水平消毒等步骤，再进行充分彻底地干燥后，才能用于下一个患者的诊疗。在实际操作中，常使用压力气枪进行干燥，高压气流通过内镜狭窄的孔道，将内镜孔道里残余的清洗水冲出，达到干燥的目的。然而，我们在平时的工作中发现：使用高压气枪时，由于气枪压力大，而内镜孔道较小，清洗消毒时，内镜孔道的水会从出口端喷溅出来，不利于保持内镜清洗消毒室的清洁卫生；同时，喷洒出来的液体容易和空气中的灰尘等杂质形成气溶胶，影响清洗消毒室的空气质量，危害工作人员身体健康。因此，我们设计出一款内镜防喷溅袋，保持清洗消毒室的清洁干燥，降低了空气湿度和培养菌落数，减少了气溶胶的形成，有利于保障工作人员的健康。

用我们的真心为患者送去温暖。

一、基本信息

新技术题目：内镜干燥用防喷溅袋

专利号：ZL 2015 2 0693690.3

授权公告日：2016 年 1 月 20 日

发明人：韩杨；刘晓玲；皮梅；王江红；吴桂新；黎明

二、技术领域

该实用新型专利涉及医疗器械技术领域，是一种用于内镜清洗后干燥时，防止内镜内喷溅液体的装置。

三、发明内容

防喷溅袋由底板、盖板和连接装置等组成。底板铺于操作台，底板一端与盖板一端连接，底板的两侧与盖板的两侧相连。底板与盖板之间带有开口的吸水腔，用于放置内镜孔道的出口端。底板和盖板均由带布套的吸水棉制成，吸水棉材质可以吸收从孔道喷溅出来的清洗水。吸水棉带有布套，方便对吸水棉

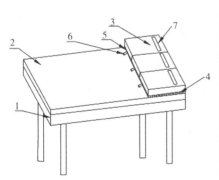

图 1 防喷溅袋示意图

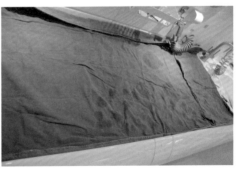

图 2 防喷溅袋实物图

进行清洗，保护吸水棉清洗时不被损坏。见图1、图2。

> 注：
> 1—操作台；2—底板；3—盖板；4—拉链；5—吸水腔；6—漏斗；7—观察窗口。

四、转化与临床应用

1. 使用方法

使用时，将底板铺设在操作台上，盖板位于底板上，将内镜平铺在底板上，将内镜孔道的出口端通过底板与盖板的开口，插入吸水腔内。通过高压气枪对内镜的进口端充气进行干燥，内镜孔道内的清洗水会随着气压流向内镜孔道的出口端，由出口喷出。因内镜孔道的出口端位于吸水腔内，因此出口端喷出的清洗水会喷洒在吸水腔。吸水腔是由吸水棉材质的底板和盖板组成，会对喷洒出的清洗水有一个遮挡和吸水的作用，避免清洗水喷洒。当内镜孔道出口端无清洗水喷出时，即干燥完成，取出内镜装好，放入下一条内镜，重复以上干燥工作。操作完毕后，对使用后的防喷溅袋进行清洗、消毒、干燥后待用，见图3。

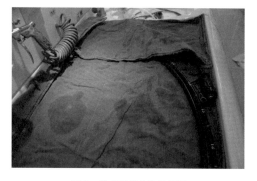

图3　防喷溅袋实物使用图

2. 转化

目前已生产成品投入临床使用。

3. 临床应用

（1）时间和地点：2018年10月至今，重庆大学附属肿瘤医院内镜诊疗中心。

（2）对象与方法：选取清洗消毒后的内镜，在内镜干燥操作时使用防喷溅袋。

（3）效果评价和优点：该装置避免清洗水在高压气体的冲击下四处喷溅，与灰尘等杂质形成气溶胶；降低内镜清洗消毒室空气湿度，提高了空气质量，避免影响工作人员的健康，得到护士及清洗消毒工作人员的高度认可。

4. 成果

获国家实用新型专利，见图4。

5. 推广

该产品成本低廉、使用方便，已在内镜诊疗中心常规使用，并推广到多家医疗机构的内镜中心，受到医护人员好评。

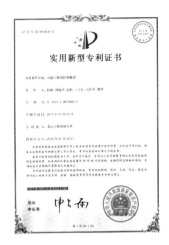

图4　实用新型专利证书

发明小启示

　　小发明的构思、成型和转化，是我们对日常内镜护理工作中每一个小细节的思考和经验总结，希望在以后的工作中，我可以做得更细致，通过不断的总结，科学地解决护理工作中出现的问题，更好地为患者服务。

内分泌功能试验患者的贴心"小秘书"

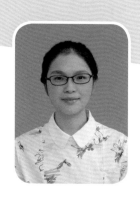

　　用心护理，热情服务，患者的健康是我们执着的追求。我是张美琳，一位从事内科护理工作十余年的"白衣天使"。内分泌功能试验抽血在内分泌疾病的诊治过程中起着非常重要的作用。因试验持续时间长，流程复杂，对标本采集时间及患者体位、饮食等特殊要求多，若不认真仔细，某一环节的失误将导致整个试验执行出现缺陷，从而影响检查结果，延误患者诊治。为确保试验的顺利进行，责任护士会在试验前详细向患者及家属讲解试验的目的、意义、操作方法及注意事项等。但因试验的要求高、注意事项较多，受理解水平影响，患者往往不能很好地记住护士宣教的内容。因此，我和团队成员经过反复钻研与实践，设计了一种台历式内分泌功能试验宣教"小秘书"，并配置闹钟提醒功能。该装置工艺简单，目视化管理极大地方便了医护人员知晓患者正在执行的试验项目，能很好指导患者配合功能试验，提高护士工作效率，提升健康教育效果，改善患者体验。

用真心去呵护，用真诚去呼唤，
为患者筑起健康的桥梁！

一、基本信息

新技术题目：智能提醒的台历式内分泌功能试验宣教装置的制作与应用

专利号：无

授权公告日：无

发明人：张美琳；兰花；王兴芳；杨娜；王环；廖若宇；田茂芳；张良欢

二、技术领域

该装置涉及临床护理领域，是一种带智能提醒功能的台历式内分泌功能试验宣教装置。

三、发明内容

该装置包括健康宣教台历、智能提醒装置、储物筒及底座。右侧白色部分为健康宣教台历，宣教内容像台式日历，可满足患者和护士自助翻阅；左侧黄色部位为智能提醒装置部分，护士可根据试验要求，设置提醒时间和配合事项。装置消毒处理后，可重复使用，节约成本。见图1、图2。

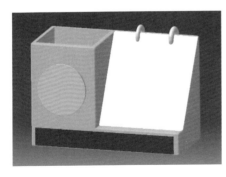

图1　台历式内分泌功能试验宣教装置

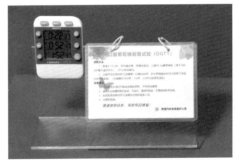

图2　智能提醒装置和宣教卡

四、转化与临床应用

1. 使用方法

患者功能试验前，护士向患者及家属讲解该装置的使用方法，放置于床头柜（图3、图4）。试验当天，护士于第一次抽血后，根据功能试验要求，完成智能提醒装置的设置，并讲解试验过程的配合事项，告知患者试验时间内不随意外出。当该患者功能试验完成后，护士将装置收回进行清洁及消毒工作，方便下次使用。

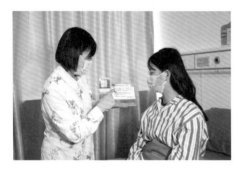 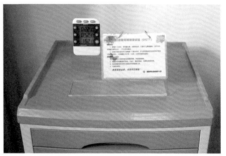

图3　多功能试验宣教卡使用方法讲解　　图4　多功能试验宣教卡规范放置于床头柜

2. 转化

目前已制作成品并投入临床使用。

3. 临床应用

（1）时间和地点：2021年3—12月，重庆大学附属肿瘤医院普通内科。

（2）对象与方法：选取做功能试验的住院患者90例，随机分为实验组与对照组各45例，实验组为患者使用带智能提醒功能的台历式内分泌功能试验宣教装置，对照组使用常规宣教方式宣教，比较两组患者采血时间准确率、健康宣教知识掌握率、依从性及满意度。

（3）效果评价和优点：实验组采血时间准确率、健康宣教知识掌握率、依从性及满意度均优于对照组，差异有统计学意义（$P<0.05$）。该装置现已在内分泌功能试验患者中全面使用，受到患者、家属及护理人员好评。

4. 成果

无。

5. 推广

该装置工艺简单，使用方便，目视化管理能更好地指导患者配合完成功能试验，现已在重庆大学附属肿瘤医院多个科室推广应用。

发明小启示

　　强烈的责任感及对护理工作的热爱是我创新的最大动力，小小的发明彰显了护士慎独的思考能力。它要求我在日常护理工作中细心观察，主动发现临床工作中的不便之处，花一点"巧心思"，动一点"巧脑筋"，在工作中创新，在创新中工作，提高护理工作的效率和质量，让患者享受更优质的护理服务，提高患者的满意度，增强医院的创新能力。

3D 打印体位垫的设计与应用

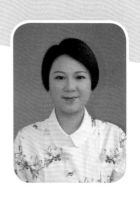

怀着对护理这份职业的挚爱，十年前，我来到重庆大学附属肿瘤医院，开始我的护士职业生涯。我是普通内科的王兴芳，主管护师，从事心血管介入工作。我发现有很多工作细节需要反思和创新。比如，在配合冠脉介入手术时，我发现患者在介入手术前消毒时需要抬高悬空术侧肢体，穿刺时手腕保持一定弧度，部分患者因体力不支、身体虚弱乏力，不能有效配合医生完成操作，需要护士协助。而此时如果有一个体位垫，既可以放置手臂，又可以更好地暴露穿刺部位，不但能减少护士工作量，还可提高穿刺成功率。由此我和团队成员经过反复钻研与实践，设计了一种用于冠脉介入手术的 3D 打印体位垫，它不仅能提高手术患者配合的舒适度，还有助于医生提高穿刺成功率，节约了人力资源，缩短了手术时间。

为患者着想，是我一生的职责！

一、基本信息

新技术题目：一种用于冠脉介入术中的 3D 打印体位垫

专利号：ZL 2020 2 0399453.7

授权公告日：2021 年 3 月 20 日

发明人：王兴芳；韩宇

二、技术领域

该实用新型专利涉及临床护理领域，是一种用于冠脉介入术中的 3D 打印体位垫。

三、发明内容

该体位垫包括垫子、连接件、上抬构件、支架及凹槽。垫子一侧通过连接件与上抬构件固定连接，另一侧与支架相胶合，上抬构件中心设置有凹槽。连接件一端与垫子相胶合，另一端与上抬构件相胶合。垫子采用聚乙烯发泡材质制成，并且垫子外表面包裹棉布。该装置上抬构件与垫子的夹角为 30°，保持患者的穿刺侧腕部上抬 30°，当患者手腕弯曲时，桡动脉将会更容易暴露，便于穿刺，一定程度上提高了穿刺效率，解决了现有的软枕稳定性差、穿刺角度不易掌控等问题。此外，垫子的另一侧与支架相胶合，上抬构件中心设置有凹槽，凹槽的直径为 2 cm 的结构设置，使得患者在手术前，可将手臂平放在支架上等待，提高患者舒适度。

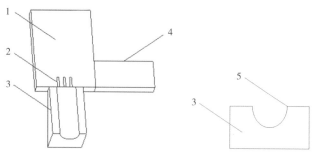

图1 3D打印体位垫结构示意图

注：
1—垫子；2—连接件；3—上抬构件；4—支架；5—凹槽。

四、转化与临床应用

1. 使用方法

患者手术前将体位垫平放于手术肢体下方，护士协助患者平躺于手术床上，将术侧手臂平放于体位垫侧面凹槽完成消毒。消毒完毕，将侧面体位垫翻折于床底以免影响医生操作，然后医生将消毒好的手臂包裹无菌治疗巾平放于体位垫前端，准备穿刺，将体位垫前端凸起部位垫于桡动脉搏动最明显处，方便快速准确穿刺，节约手术时间。使用完毕按规范消毒后备用，见图2—图4。

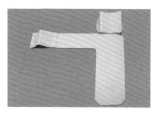
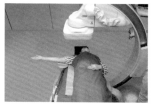
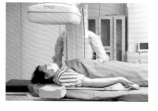

图2 3D打印体位垫实物图　　　图3 术侧手臂消毒使用图　　　图4 穿刺使用图

2. 转化

目前已生产成品并投入临床使用。

3. 临床应用

（1）时间和地点：2019年3月至2020年12月，重庆大学附属肿瘤医院介入手术室。

（2）对象与方法：选取拟行介入术的冠心病患者160例，对照组90例采用传统软枕固定体位，实验组70例采用多功能3D打印体位垫固定体位，比较两组桡动脉穿刺时间、穿刺成功率，以及患者、医护人员满意度。

（3）效果评价和优点：使用3D打印体位垫的实验组桡动脉穿刺时间、成功率以及患者、医护人员满意度均优于对照组，差异有统计学意义（$P<0.05$）。3D打印体位垫的使用极大地减轻了护士工作量，有效缩短了手术时间，值得在冠脉介入术中推广应用。

4. 成果

（1）获国家实用新型专利，见图5。

（2）论文：韩宇，王兴芳. 介入手术体位垫设计制作及临床应用［J］. 医师在线，2020，9(22)：7-17.

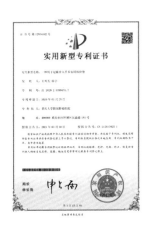

5. 推广

该装置操作便捷，实用性强，能有效提高介入术中桡动脉穿刺效率，提高患者舒适度和满意度，现已在重庆大学附属肿瘤医院介入手术患者中常规使用。

图5　实用新型专利证书

发明小启示

从患者感受出发，用创新突破护理瓶颈，以关爱改善患者体验，展现白衣天使对护理事业的炙热情怀。体位垫从构思到成型再到成果转化，是对我们思维的一次锻炼，让我们更加积极主动地在工作中探索、创新与总结，科学地解决问题，为患者提供优质、舒适的护理服务，守护患者手术过程的安全，让患者切实获益。

门诊智能导诊系统的研发应用

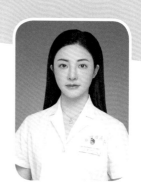

"您好！我是门诊部护士长张婕，请问有什么需要帮助吗？""您好，我是第一次来重庆大学附属肿瘤医院，我不知道应该挂什么科室，检查的科室在哪里，请问您可以帮助我吗？"……近年来，门诊量呈连续增长趋势，门诊分诊导诊人员每天要回答无数类似的问题。许多来院人员通常是凭借自我感觉和判断，决定挂哪个科室的号，对于一些不熟悉的病症，会出现患者挂错科及重复挂多个科室的情况，导致患者花费大量时间往返于各个科室，不仅耽误了患者时间，还浪费了有效的医疗资源。为患者尽可能提供方便快捷的服务，是门诊护理管理一直以来的重要工作。我们基于行业领先的互联网通信技术、融合定位技术、数据分析等前沿科技的灵感，研发出"医院智能导诊系统"，实现智能导诊、智能分诊及导航定位"三位一体"智能化服务，提供 24 小时全天候服务，为患者提供快捷、便利、高效的就医体验，尽力做到"让信息多跑路，患者少跑腿"，深受患者欢迎！

用心护理，热情服务，患者的健康是我们执着的追求。

一、基本信息

新技术题目：门诊智能导诊系统的研发应用

专利号：无

授权公告日：无

发明人：张婕

二、技术领域

该技术涉及门诊流程优化，为患者提供智能化医疗服务，打造智慧门诊。

三、发明内容

门诊智能导诊系统包括智能分诊、智能导诊及导航定位等功能。患者进入智能分诊系统，以人体各部位为主界面（如头部、颈部、腹部等），患者根据自身具体部位进行选择，系统根据患者选择部位提供匹配的症状条目，患者再进一步选择符合自身症状、体征的条目，分诊系统将为患者进行智能分诊。分诊完成后，患者进入就诊科室界面，自主预约挂号。系统支持智能导航功能，导航设置患者就医流程索引。当医生下达医嘱后，系统为患者提供合理、快捷、准确的导航线路，实现让患者"少等、少跑、少绕"的目标。系统通过智能分诊、导诊、定位，形成区域协同、信息共享、服务一体、多学科联合的新时代智能化医疗服务格局，使诊疗更安全、就诊更便利、沟通更有效、体验更舒适，操作使用方法见图1。

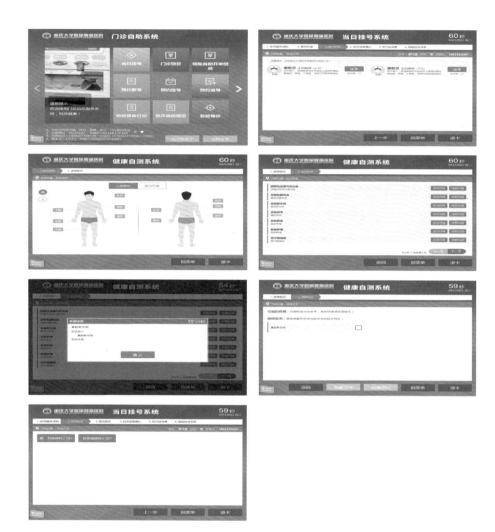

图 1　智能导诊操作流程图

四、转化与临床应用

1. 转化

目前门诊智能导诊系统已完成研发并投入使用。

2. 临床应用

（1）时间和地点：2019 年 1—12 月，重庆大学附属肿瘤医院。

（2）对象与方法：随机选择 230 名门诊就诊患者，其中对照组 115 名（2019年 1—6 月）采用常规门诊护士导诊方式，观察组 115 名（2019 年 7—12 月）采用门诊智能导诊系统，对比两组患者就诊等候时长、分诊错误率、预约诊疗率和患者满意度。

（3）效果评价和优点：与对照组相比，观察组等候时长和分诊错误率降低，预约诊疗率和患者满意度提升。分诊系统能及时响应，智能分析，图文并茂地精准回复患者的询问和需求，做到精准分诊。导诊系统能减少患者等候时长，缓解患者在就诊过程中的焦虑情绪，提升患者就医体验，优化门诊管理服务流程。

3. 成果

（1）发表论文：栗莉娜，张婕.持续护理质量改进对门诊预检分诊准确率及满意度的影响分析[J].医师在线，2020，7(19)：177.

（2）获奖情况：重庆大学附属肿瘤医院 2019 年度护理新业务新技术"三等奖"（图 2）。

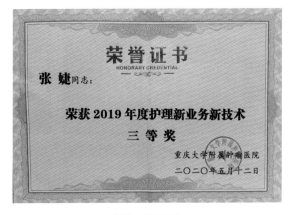

图 2　获奖证书

4. 推广

该系统满足各层次患者的需求，提供智能服务，做到精准分诊，减少患者等候时长，节约门诊人力资源，可为医疗机构建立智慧门诊系统提供参考。

发明小启示

"互联网＋智慧医院"将预约诊疗、精准分诊等工作与移动互联网、大数据相结合，促使智能导诊在门诊管理中成为不可或缺的角色。智慧医疗是信息技术和生命科学交叉应用的成果，智能门诊系统作为现代医疗服务模式，提升了患者就医体验感，优化了门诊管理流程。

后 记

　　"最美人间四月天，春风含笑柳如烟。"《肿瘤护理新技术——设计策略与实践解析》终于成书了！护理工作专业性强、涉及面广，护理人员与患者接触时间最长，最能在照护中倾听患者的需求，这也使得她们更易迸发出贴近临床的创新设计思路，发明出贴近患者所需、贴近临床所用的护理新技术。本书汇集了重庆大学附属肿瘤医院近年来极具代表性的 54 项护理新技术、新项目，涉及患者康复促进、技术改进、管理创新及职业防护等主题，展示了新时代我院护士的创新精神、自信风采和人文情怀，具有内容新、实用性强、通俗易懂等特点，对临床护理实践具有较强的指导和借鉴意义。

　　在编写的过程中，我们看到许多人的默默奉献和辛勤劳动，得到许多老师的指导与帮助，更感受到了无数人的关怀与祝福，在此向他们致以诚挚的谢意。另外，我们要特别感谢重庆大学出版社的各位老师，他们为此书的出版付出了大量心血，也为我们的编写设计提出了宝贵建议，让本书增色添彩。同时，因版面所限，还有众多的护理新技术未能收录，未来我们将继续编写相关著作，推动护理技术创新，促进科研成果转化。最后，对于本书的不足之处，敬请读者批评指正。

编　者

2022 年 4 月 24 日